DÖRLEMANN

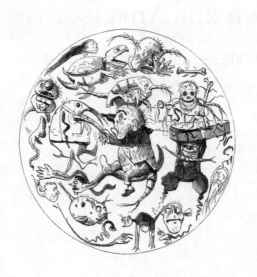

Roy Porter

Geschröpft und zur Ader gelassen

Eine kleine Kulturgeschichte der Medizin

Aus dem Englischen
von Christian Detoux

DÖRLEMANN

Der Originaltitel »Blood and Guts. A Short History of
Medicine« erschien 2002 bei Allan Lane, Penguin Books
in London.

Für Natsu, die Allheilerin

Alle deutschsprachigen Rechte vorbehalten
© 2002 by The Estate of Roy Porter
© 2004 by Dörlemann Verlag AG, Zürich
Gesetzt aus der Sabon
Satz: Dörlemann Satz, Lemförde
Druck und Bindung: Westermann Druck Zwickau GmbH
ISBN 3-908777-05-4

INHALT

Vorwort 9

1 Krankheit 13
2 Ärzte 38
3 Der Körper 79
4 Das Labor 107
5 Behandlungsmethoden 139
6 Chirurgie 152
7 Das Krankenhaus 184
8 Die Medizin in der modernen Gesellschaft 206

Anhang
Verzeichnis der Abbildungen 230
Weiterführende Literatur 233
Register 247
Danksagung 256

In der Heilkunst wirken drei Kräfte zusammen,
die Krankheit und der Kranke und der Arzt.
Der Arzt sei der Handlanger der Kunst;
der Kranke muß sich der Krankheit widersetzen
unter dem Beistand des Arztes.
    Hippokrates, Die epidemischen Krankheiten, I, II

Arzt, hilf dir selber!   *Lukas 4,23*

Vorwort

Diese Übersicht erforscht die historische Interaktion zwischen Mensch, Krankheit und Gesundheitswesen im Kontext von Gesellschaften und ihren Überzeugungen. Die Kürze des Buches macht es erforderlich, daß ich mich auf die westliche Medizin beschränke – die einzige Tradition, die sich weltweit verbreiten konnte. Indem ich Veränderung über Kontinuität stelle, erzähle ich diese Geschichte so detailliert, wie der Platz es erlaubt: Krankheit (Kapitel 1); Heiler in ihren verschiedenen Inkarnationen (Kapitel 2); die Untersuchung des Körpers (Kapitel 3); die modernen biomedizinischen Wissenschaften, die im Labor vorangetrieben wurden und aus denen das biomedizinische Modell von Krankheit entstand (Kapitel 4); Behandlungsmethoden, besonders im wissenschaftlichen Zeitalter (Kapitel 5); Chirurgie (Kapitel 6); und die medizinische Schlüsselinstitution Krankenhaus (Kapitel 7). Die abschließende Diskussion (Kapitel 8) beurteilt weiterführende sozio-politische Aspekte und Implikationen der modernen Medizin.

Viel zuwenig wird von der persönlichen Seite die Rede sein, wie Menschen Krankheiten erleben und wie diese ihr Leben beeinflussen. Aber die Art und Weise, wie Betroffene mit Krankheit, Behinderung und dem möglichen Tod umgehen, ist in diesem Buch allgegenwärtig. Furcht vor potentieller und tatsächlicher Krankheit, vor Schmerzen aufgrund von akuten oder chronischen Beschwerden und der Schrecken der Sterblichkeit zählen zu unseren universellsten und gewaltigsten Erfahrungen. Daher dürfen Religion und Philosophie als Ergebnisse der Bemühungen von uns Menschen verstanden werden, mit Leiden und Tod umzugehen – im Kopf wie im Herzen, individuell wie kollektiv.

Mittels einer Vielzahl von Volksglauben und -praktiken haben menschliche Gesellschaften versucht, Krankheiten in Schach zu halten, sie zu bekämpfen, zu kontrollieren und zu rationalisieren. Als Reaktion auf die nagende Frage »warum ich?« wurden Krankheiten oft personifiziert, als Richterspruch verstanden oder moralisch aufgeladen. So gibt es »schlechte« und »gute« Krankheiten – zu den »schlechten« zählen etwa die biblische Seuche Lepra und die Syphilis, die beide gesellschaftlich stigmatisiert sind, zu den »guten« gehören zum Beispiel die Tuberkulose, die oft mit romantischem Genie in Verbindung gebracht wurde, und die Gicht, die den Gentleman auszeichnete. Krankheit wurde auch als Zorn Gottes verstanden – eine archaische Idee, die beim Aufkommen von Aids wiederauflebte. Medizinethnologen haben gezeigt, daß die verschiedenen Konzepte des menschlichen Körpers, sowohl des gesunden wie des kranken, für die Herausbildung sozialer Wertesysteme und selbst für das, was »body politic« (»politischer Körper«, also die politische Gemeinschaft oder Zivilgesellschaft) genannt wurde, entscheidend sind.

Weil es nur die Geschichte der Medizin zum Thema hat, kann dieses Buch nicht auf individuelle Aspekte und die persönliche Erfahrung von Krankheit eingehen; für Bücher zu diesen Fragen sei auf den Abschnitt »Weiterführende Literatur« verwiesen. Die Angst vor Krankheiten und Ärzten jedoch ist allgegenwärtig. Und wenn wir unser Ich korrekterweise als Geist-Körper-Kontinuum verstehen und Krankheiten als teilweise psychosomatisch bedingt, dann ist diese Angst nicht als Neben-, sondern als Hauptsache in der Geschichte des Leidens und seiner Linderung zu begreifen. Die Qualen der Kranken und Sterbenden geistern durch die Geschichte von Krankheit und Medizin, die im folgenden erzählt wird.

1 KRANKHEIT

> Und ich sah, und siehe, ein fahles Pferd. Und der
> darauf saß, des Name hieß Tod, und die Hölle folgte
> ihm nach. Und ihnen ward Macht gegeben, zu töten
> den vierten Teil auf der Erde mit dem Schwert und
> Hunger und mit dem Tod und durch die Tiere auf
> Erden.
>
> *Die Offenbarung des Johannes 6,8*

Der Krieg, den Krankheiten und Ärzte auf dem Schlachtfeld des Fleisches ausfechten, hat einen Anfang und eine Mitte, aber kein Ende. Die Geschichte der Medizin ist alles andere als eine simple Abfolge triumphaler Erfolge. Geschichten wie die von der Büchse der Pandora oder vom Sündenfall deuten es an. Seuchen und Pestilenz sind mehr als unvermeidliche Gefahren, die hoffentlich zu überwinden sind: Wir haben sie uns zum großen Teil selber zuzuschreiben. Epidemien kamen mit der Zivilisation auf, und Krankheiten waren und sind ebenso ein soziales Produkt wie die Medizin, die sie bekämpft. Zivilisation bringt nicht nur Unzufriedenheit, sondern auch Krankheit mit sich.

Anthropologen zufolge trat vor etwa fünf Millionen Jahren der erste Affenmensch in Afrika auf, der Australopithecus mit seiner niedrigen Stirn und dem kräftigen Kiefer. In nur drei Millionen Jahren entwickelte sich unser aufrechtgehender Vorfahr, der *Homo erectus* mit seinem großen Gehirn. Er lernte, Feuer zu machen und Steinwerkzeuge zu benutzen und schließlich das Sprechen. Dieser Allesfresser breitete sich vor etwa einer Million Jahren nach Asien und Europa aus, und eine

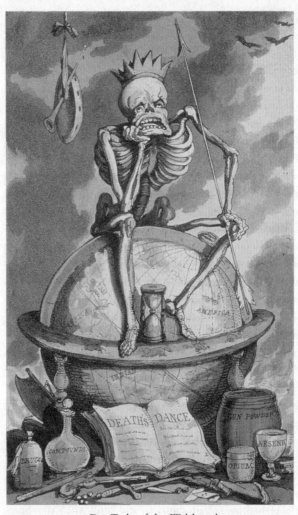

1 Der Tod auf der Weltkugel.
Frontispiz aus *English Dance of Death*,
Thomas Rowlandson, 1816.

direkte Linie führt, um 150000 v. Chr., zum *Homo sapiens*.

Als Jäger und Sammler in einer rauhen und gefährlichen Lebenswelt führten unsere steinzeitlichen Ahnen zwar nur ein kurzes Leben, entgingen aber den Seuchen, die spätere Gesellschaften befallen sollten. Sie lebten als Nomaden in kleinen, verstreuten Gruppen, ähnlich den Buschleuten der Kalahari. Ansteckende Krankheiten wie Pocken, Masern, Grippe und dergleichen müssen so gut wie unbekannt gewesen sein, da die dafür verantwortlichen Mikroorganismen einer hohen Bevölkerungsdichte mit entsprechend großen Zahlen anfälliger Individuen bedürfen. Diese isolierten Jäger und Sammler blieben nicht lange genug an einem Ort, um Wasserquellen zu verschmutzen oder Unrat zu hinterlassen, der seuchenverbreitende Insekten anzieht. Vor allem aber hielten sie keine zahmen Tiere, welche in der Geschichte des Menschen eine sehr schillernde Rolle spielen: Haustiere machten einerseits die Zivilisation erst möglich, waren andererseits aber auch die Ursache anhaltender und oft fataler Krankheiten.

Als der Mensch die Erde kolonisierte, wurde er selber von Krankheitserregern kolonisiert. Dazu gehörten parasitische Würmer und Insekten – Helminthen (Eingeweidewürmer), Flöhe, Zecken und Arthropoden (Gliederfüßler); aber auch Mikroorganismen wie Bakterien, Viren und Einzeller, deren ultraschnelle Reproduktionsrate im Wirt schwere Krankheiten verursacht, dem Überlebenden jedoch – dies ist der Silberstreif am Horizont – in der Regel eine gewisse Immunität gegen Neuansteckung verschafft. Solche mikroskopischen Feinde haben sich mit dem Menschen in einem evolutionären Überlebenskampf verzahnt. Ein Kampf, der weder in Sieg noch in Niederlage, sondern nur in eine prekäre Koexistenz mündet.

Als die menschliche Rasse sich vervielfachte, zog sie aus Afrika zunächst in die warmen Regionen Asiens und des südlichen Europa, dann auch weiter nach Norden. Nomadische Lebensformen setzten sich bis ans Ende der letzten Eiszeit (des Pleistozäns) fort, vor circa 12000 bis 10000 Jahren. Da die Wildbestände abgenommen hatten und es keine weiten, unbesiedelten Gebiete mit reichem Wildbestand mehr zu erobern gab, trieb der Bevölkerungsdruck die Menschen dazu, den Boden zu bestellen.

Vom Hunger bedroht, lernten die Menschen durch Ausprobieren, natürliche Ressourcen zu erschließen und ihre Nahrung selber anzubauen. Sie begannen, wilde Gräser als Getreide zu züchten – Weizen, Gerste, Reis, Mais usw. – und Hunde, Rinder, Schafe, Ziegen, Schweine, Pferde und Geflügel zu domestizieren. Innerhalb von wenigen Jahrtausenden wurden aus Steinzeitjägern Hirten und Ackerbauern, die ihre weniger entwickelten Nachbarn beherrschten. Die Menschheit bestand ihren ersten Überlebenstest.

Seßhaftigkeit, Haustierhaltung und systematische Landwirtschaft ermöglichten ein zunehmendes Bevölkerungswachstum. Wälder roden, die Ernten einbringen und Essen zubereiten waren allesamt arbeitsintensive Tätigkeiten, die viele Hände erforderten, welche jetzt auch ernährt werden konnten. Solche Entwicklungen führten mit der Zeit zur Herausbildung stärker organisierter und dauerhafterer Gemeinschaften wie Dörfer und Städte mit Anführern, Gesetzen und sozialen Hierarchien, sowie in der Folge mit Gerichtsbarkeit und Bürokratie. Neben anderen Berufen und Autoritäten kamen jetzt auch Heiler auf.

Die Ausbreitung der Landwirtschaft bewahrte den Menschen vor der »Malthusischen Krise« des Verhungerns, erzeugte jedoch eine neue Gefahr: ansteckende Krankheiten. Denn nun sprangen Krankheitserreger, die einst ausschließlich auf Tiere beschränkt gewesen waren, durch lange und komplexe evolutionäre Prozesse auf Menschen über: Tierseuchen überwanden die Artenschwelle und mutierten zu Menschenseuchen. Im Verlauf der Geschichte haben solche Darwinschen Anpassungen dazu geführt, daß der Mensch heute mehr als sechzig mikroorganische Seuchen mit Hunden teilt, und nur unwesentlich weniger mit Rindern, Schafen, Ziegen, Schweinen, Pferden und Geflügel.

In der Jungsteinzeit steuerten Rinder Tuberkulose, Pocken und andere Viren zum Erregerbestand beim Menschen bei. Schweine und Enten gaben ihre Grippeviren weiter, während Pferde Rhinoviren übertrugen, darunter nicht zuletzt das gemeine Erkältungsvirus. Masern sind eine Folge der Übertragung des Morbillivirus (Hundestaupe und Rinderpest) von Hunden und Rindern auf Menschen. Ein jüngeres Beispiel dieser Entwicklung ist die heutige BSE/CJK-Krise – Rinderwahn (Bovine Spongiforme Encephalopathie) als Ursache der menschlichen Creutzfeldt-Jakob-Krankheit. Auf Habgier ausgerichtete und schludrige Landwirtschaftsmethoden werden den

Sprung weiterer Seuchen von Tieren auf Menschen zunehmend begünstigen.

Der Mensch erwies sich noch in anderer Hinsicht als anfällig. Tiere in Haus und Stall sind ebenso wie Ungeziefer Träger von Salmonellen und anderen Bakterien; mit Fäkalien verunreinigtes Wasser verbreitet Kinderlähmung, Cholera, Typhus, Hepatitis, Keuchhusten und Diphtherie; und Kornspeicher werden durch Bakterien, giftige Pilze, Nagetierexkremente und Insekten verseucht. Kurzum, die Seßhaftigkeit lud auch Seuchen ein, sich niederzulassen.

Unterdessen nahmen im menschlichen Körper Würmer ihren festen Wohnsitz. Der parasitische Spulwurm *Ascaris* entwickelte sich im Menschen wahrscheinlich aus *Ascaris suis* (dem Spulwurm des Schweins) und führte zu Durchfall und Unterernährung. Andere wurmartige Helminthen besiedelten den Darm, darunter der meterlange Hakenwurm und die Fadenwürmer, die für die tropische Elephantiasis und die Onchozerkose (Flußblindheit) verantwortlich sind. Schwere Krankheiten wurden endemisch, wo immer die Landwirtschaft auf Bewässerung basierte – in Mesopotamien, Ägypten, Indien und entlang den großen Flüssen Südchinas. In den Reisfeldern gelangten Parasiten in den Blutkreislauf von Arbeitern mit nackten Füßen, so etwa der Saugwurm *Schistosoma* (Pärchenegel), der Bilharziose oder Schistosomiasis verursacht.

Die dauerhafte Seßhaftigkeit schuf so ideale Bedingungen für Insekten, Würmer und Parasiten. Darüber hinaus führte die Landwirtschaft zu einer übermäßigen Abhängigkeit von stärkehaltigen Monokulturen mit niedrigem Eiweiß-, Vitamin- und Mineralgehalt, wie Mais. Durch einseitige Ernährung sind Menschen anfälliger für Krankheiten, und Nährstoffarmut verursachte denn auch Pellagra, Marasmus, Kwashiorkor, Skorbut und andere Mangelkrankheiten. Beim Übergang von der nomadischen zur jungsteinzeitlichen Gesellschaft wurde das Gleichgewicht zwischen Krankheit und Gesundheit gestört, das Pendel schlug zur falschen Seite aus: Infektionen wurden häufiger, die Vitalität nahm ab, die Körpergröße ging zurück.

Die Seßhaftigkeit brachte auch die Malaria mit sich, die bis in unsere Zeit eine Geißel in den wärmeren Klimazonen und bei anhaltender Klimaerwärmung vielleicht sogar weiter auf dem Vormarsch ist. Bei der Umwandlung von Wäldern in Agrarland entstanden zunächst südlich der Sahara jene warmen Wasserrinnen und -löcher, welche ideale Brutstätten für Moskitos bilden. Die Symptome des Malariafiebers waren den Griechen zwar schon bekannt, konnten wissenschaftlich jedoch erst um 1900 erklärt werden, als die neue Tropenmedizin nachwies, daß Malaria durch den mikroskopisch kleinen, einzelligen Parasiten *Plasmodium*, der in der *Anopheles*-Stechmücke lebt, hervorgerufen wird. Die Parasiten werden durch den Stich der Mücke auf den Menschen übertragen und gelangen über den Blutkreislauf in die Leber, wo sie sich während einer Inkubationszeit von mehreren Wochen vermehren. Anschließend kehren sie ins Blut zurück, greifen die roten Blutkörperchen an und verursachen wiederkehrende heftige Schüttelfröste und hohes Fieber.

Die Malaria breitete sich über Afrika, das bis heute stark malariaverseucht ist, in alle landwirtschaftlichen Siedlungen des Nahen und Mittleren Ostens und des Mittelmeers aus. Auch Indien erwies sich als empfänglich für die Infektion, ebenso die Küstenstriche des südlichen China. Und ab dem sechzehnten Jahrhundert trugen die Schiffe der Europäer die Malaria in die Neue Welt.

Trotz der ungehinderten Ansteckung in vor Dreck und Abfall strotzenden, übervölkerten Siedlungen vermehrte sich der Mensch dank seiner nie nachlassenden Energie und Zielstrebigkeit. Immer mehr Menschen verbreiteten immer mehr Seuchen in explosionsartigen Wellen, die zeitweise eingedämmt, nie aber endgültig gestoppt werden konnten. Vor der Erfindung der Landwirtschaft mag die Weltbevölkerung um fünf Millionen Menschen gezählt haben; bis 500 v. Chr., dem Goldenen Zeitalter der Griechen, war die Zahl auf vielleicht 100 Millionen angestiegen; bis ins zweite Jahrhundert n. Chr. dürfte sie sich verdoppelt haben. Im Jahr 2000 betrug sie über 6 Milliarden, mit der Tendenz zu einer weiteren Verdoppelung innerhalb des nächsten Jahrhunderts.

Wiederholter Bevölkerungsdruck brachte Armut und mangelhafte Ernährung mit sich. Doch egal wie unterernährt, parasitenbefallen und pestgeplagt sie auch war, die menschliche Rasse erwies sich gegen den Angriff der Seuchen als nicht ganz wehrlos. Die Überlebenden von Epidemien erwerben einen gewissen Schutz durch Antikörper. Langfristig gesehen bewirkt das Überleben der Stärkeren, daß die Immunsysteme raffinierter werden, was es dem Menschen erlaubt, mit seinen mikroorganischen Feinden zu koexistieren. Eine über die Plazenta oder Muttermilch übertragene Immunität verschafft Säuglingen einen gewissen Schutz. Es entwickeln sich genetische Schilde, wie etwa das Sichelzellenmerkmal bei einigen Schwarzafrikanern, das sie vor einer Malaria-tropica-Ansteckung schützt (was diese Menschen – eine Ironie des Schicksals – zu idealen Arbeitern auf den Sklavenplantagen der Neuen Welt machte). Einigen tödlichen Krankheiten wurde so durch Anpassung im Sinne Darwins die Spitze genommen.

Doch die Bedrohung war besonders für unberührte Populationen grauenhaft. Um 3000 v. Chr. prosperierten die Stadtstaaten in Mesopotamien und Ägypten, im Tal des Indus und am Gelben Fluß und später jene in Mittelamerika. In der Alten Welt hielten solche Gemeinschaften riesige Viehherden, von denen tödliche Erreger, besonders Pocken, auf den Menschen übersprangen. Andere zoognostische (von Tieren ausgehende) Krankheiten – Diphtherie, Grippe, Windpocken, Mumps und so weiter – begannen ebenfalls verheerende Auswirkungen auf eng zusammen lebende, noch nicht immunisierte Völker zu haben. Anders als Malaria benötigen diese Zoonosen keine Träger und verbreiten sich, weil sie unmittelbar ansteckend sind, rasch.

Es begann eine Zeit der katastrophalen Epidemien. Mit der ungehinderten Ausbreitung von Zivilisation und Handel brachten Kaufleute, Seemänner und Plünderer unberührten und damit anfälligen Menschen das Danaergeschenk der Seuchen. Die »gezähmte« Krankheit der einen Region bedeutete eine tödliche Gefahr für eine andere, als Handel, Reisen und Krieg Seuchen verbreiteten.

Den Städten fiel bei der Übertragung von Krankheiten die entscheidende Rolle zu. Bis vor relativ kurzer Zeit waren Städte derart unhygienisch und von Ungeziefer verseucht, daß sich ihre Bevölkerungen nicht auf natürliche Weise erneuern konnten. Ihre Expansion verdankten sie ausschließlich der Überbevölkerung in den Landgebieten (mit ausnahmslos für Infektionen überanfälligen Menschen) und den Fernreisenden und Auswanderern, die wiederum Träger neuer Krankheiten waren.

Ägypten war ein solches Zentrum. Das Alte Testament berichtet von Epidemien, die der Herr über das Pharaonenreich schickte, und auch der traurige Blutzoll der Griechen ist aufgezeichnet. Eine vermutlich von Afrika ausgehende Seuche traf Griechenland im Jahr 430 v. Chr., von deren Auswirkungen auf Athen der Historiker Thukydides erzählt. Die Opfer litten an Kopfschmerzen, Husten, Erbrechen, Brustschmerzen und Schüttelkrämpfen, ihre Haut rötete sich unter Blasen und Geschwüren, und schließlich breitete sich das Übel in die Gedärme aus, bevor der Tod den Erkrankten weitere Leiden ersparte. Woran sie litten? Wir wissen es nicht, aber die Seuche war so katastrophal, daß sie den Aufstieg Athens beendete.

Während der Herrschaft Roms wurden die Epidemien noch schrecklicher. Als Roms Legionen die bekannte Welt eroberten, ermöglichten sie todbringenden Krankheitserregern den freien Zugang zum gesamten Reich, bis diese auch die Ewige Stadt erreichten. Die Antoninische Pest – vermutlich Pocken, die lange in Afrika und Asien geschwelt hatten – brachte zwischen 165 und 180 n. Chr. in den betroffenen Gegenden ein

Viertel der Bevölkerung zur Strecke, insgesamt etwa fünf Millionen Menschen.

Auch die Masern erwiesen sich als tödlich, wo immer sie eine unberührte Bevölkerung heimsuchten. In seinen *Observations Made During the Epidemic of Measles on the Faroe Islands in the Year 1846* (»Beobachtungen während der Masernepidemie auf den Färöer-Inseln 1846«), einem jüngeren und gut dokumentierten Fall einer solchen Epidemie, berichtete Peter Panum, wie die Krankheit nicht weniger als 6100 der insgesamt 7864 Menschen auf dieser entlegenen Insel im Atlantik befiel, die während der vorangegangenen 65 Jahre von der Krankheit vollkommen unberührt gewesen war.

Massenkiller wie Masern, Windpocken und dergleichen verwandelten sich über die Jahre in alltägliche und üblicherweise harmlose Kinderkrankheiten. Es kam auch vor, daß unberührte Gegenden von tödlichen Epidemien geschüttelt wurden, bis die Erreger ausstarben, weil die betroffenen Menschen entweder gestorben oder immunisiert waren und somit nicht mehr als Wirte dienen konnten – eine Form von kontraproduktivem mikrobischem Overkill, wie vermutlich bei der Seuche von Athen. Mit der Zeit aber wurden städtische Zentren so groß, daß sie eine ausreichende Anzahl nicht-immuner Individuen beherbergten, die diese Krankheiten permanent in sich trugen – wofür ein jährliches Total von irgendwo zwischen 5000 und 40000 Fällen notwendig sein mag. Unter solchen Bedingungen schwächten sich Erkrankungen wie Masern zu Kinderkrankheiten ab, wobei Kinder, dank der von der Mutter übertragenen Immunität, im allgemeinen weniger stark erkrankten

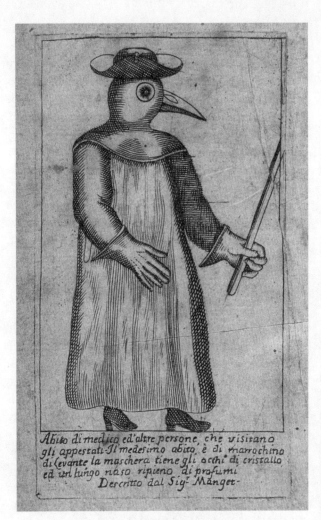

2 Ein Arzt in Pestschutzkleidung.
Kupferstich, nach Manget.

und eine gewisse Resistenz gegen weitere Ansteckung erwarben. Indem Krankheiten, die ursprünglich in mörderischen Epidemien aufgetreten waren, endemisch wurden, konnten sich im Wachstum befindliche Bevölkerungen anpassen und sie überwinden; doch die Krankheiten setzten sich dadurch fest und wurden, wenn auch nicht mehr zu einer in jedem Fall tödlich verlaufenden, so doch zu einer permanenten Gefahr.

Anderen, besonders von Insekten übertragenen Infektionen aber blieben die Menschen ausgeliefert, weil sie ihnen, als primär tierischen und nicht menschlichen Erkrankungen, immunologisch gesehen schutzlos gegenüberstehen. Eine solche Krankheit ist die Beulenpest, eigentlich eine Nagetierkrankheit. Der Pestbazillus greift nur dann auf Menschen über, wenn infizierte Flöhe durch die Ausrottung der von ihnen bevorzugten Rattenpopulation sozusagen gezwungen sind, den Menschen zu befallen – mit furchtbaren Folgen. Beißt der Floh seinen Wirt, gelangen die Erreger in den Blutkreislauf. Vom nächstliegenden Lymphknoten werden sie aus dem Blut herausgefiltert und rufen die charakteristischen Schwellungen (Beulen) an Hals, Leiste oder in der Achselhöhle hervor. Die Beulenpest führt bei etwa zwei Dritteln der Infizierten rasch zum Tod.

Der früheste dokumentierte Ausbruch einer Beulenpest ereignete sich, was nicht überrascht, im Römischen Reich. Die Pest des Justinian ging im Jahr 540 v. Chr. von Ägypten aus; zwei Jahre später überzog sie Konstantinopel und massakrierte ein Viertel der Bevölkerung im östlichen Mittelmeerraum. Doch es war ein späterer Pestzug, der die verheerendsten Folgen hatte.

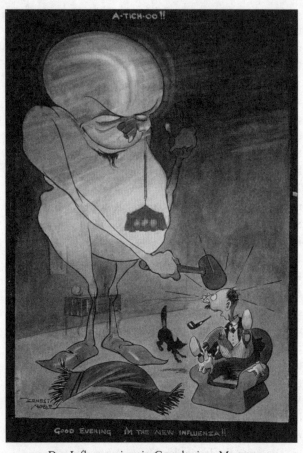

3 Das Influenzavirus in Gestalt eines Monsters.
Tuschezeichnung, E. Noble, 1918.

Um 1300 begann der Schwarze Tod in Asien zu wüten, breitete sich über den Nahen Osten nach Nordafrika und Europa aus und ersetzte die Lepra als Geißel Gottes. Zwischen 1346 und 1350 tötete sie ungefähr 20 Millionen Menschen, etwa ein Viertel der europäischen Bevölkerung – die größte Zahl an Todesopfern in der europäischen Geschichte, die von einer einzigen Epidemie gefordert wurde. Die Pest schuf jene grausigen Schreckgespenster, die die spätmittelalterliche Phantasie bevölkerten – furchterregende Visionen von Hölle und Teufel, vom Totentanz, von den Apokalyptischen Reitern, vom Schnitter Tod –, und schickte jene unseligen Sünder, die glaubten, Gott besänftigen zu müssen, auf Ketzer- und Hexenjagd.

Handel, Krieg und Eroberungen haben zu jeder Zeit Krankheiten exportiert. Die größte Katastrophe für die Gesundheit des Menschen war die Ankunft von Christoph Kolumbus auf der Insel Hispaniola (heute die Dominikanische Republik und Haiti). Zwei während Jahrtausenden voneinander isolierte Populationen, die Alte und die Neue Welt, kamen 1492 in Kontakt, was furchtbare biologische Konsequenzen hatte. Die indigenen Völker der Neuen Welt bildeten eine unberührte Population, die gegen die von den spanischen *Conquistadores* eingeführten Krankheiten völlig wehrlos war.

Die erste Epidemie der Neuen Welt, die Hispaniola 1493 heimsuchte, dürfte die Grippe gewesen sein, mitgebracht von Schweinen auf Kolumbus' Schiffen. Weitere folgten. Die Pocken erreichten die Karibik im Jahr 1518, töteten ein Drittel bis die Hälfte der Arawak auf Hispaniola und breiteten sich auch nach Puerto Rico und Kuba aus. 1521 erreichten sie mit Cortés Mexiko. Der spanische Abenteurer griff die größte Aztekenstadt, Tenochtitlán (das moderne Mexico City), mit gerade einmal 300 Europäern und einigen Verbündeten an. Als die Stadt drei Monate später fiel, war die Hälfte ihrer 300 000 Einwohner, einschließlich ihres Anführers Montezuma, tot, die meisten von ihnen Opfer der Seuche. Dasselbe widerfuhr den Inkas zehn Jahre später beim Angriff Pizarros: Die Pocken eilten ihm voraus nach Peru und erledigten einen großen Teil der schmutzigen Arbeit für ihn.

Und das war lediglich der Anfang eines anhaltenden Bazillenangriffs auf die amerikanischen Ureinwohner. Es folgten Wellen von Masern, Grippe und Typhus, alle mit schrecklichen Sterberaten. Obwohl sich die Bevölkerungen in Festlandmexiko und in den Anden erholten, kam es in der Karibik und in Brasilien fast zu einer vollständigen Ausrottung, und die erobernden Spanier und Portugiesen importierten Sklaven aus Afrika, um den durch die katastrophale Sterblichkeit verursachten Arbeitermangel auszugleichen. Der Sklavenhandel wiederum brachte Malaria und Gelbfieber und schuf neue Desaster. Gewehre und Keime ermöglichten es den unbedeutenden europäischen Mächten, einen halben Kontinent zu erobern.

Wenigstens eine furchtbare Krankheit brachte Kolumbus in diesem »kolumbischen Tausch« aus Amerika zurück nach Europa: die Syphilis. Die erste europäische Welle brach 1493/94 aus, während der Belagerung Neapels im spanisch-französischen Konflikt um Italien. Schon bald grassierte eine schreckliche Epidemie. Die Krankheit beginnt mit wunden Stellen im Genitalbereich, weitet sich zu Ausschlägen, Geschwüren und ekligen Abszessen aus, frißt sich in die Knochen, in Nase, Lippen und Genitalien und endet oft tödlich.

Die Tatsache, daß einige der spanischen Soldaten mit Kolumbus gereist waren, deutet auf eine amerikanische Herkunft der Syphilis hin. Wie es für neue Seuchen typisch ist, breitete sich die Syphilis während einiger Jahrzehnte wie ein Buschbrand aus. Ein Betroffener, Joseph Gruenpeck (auch Gruenbeck), sinnierte:

> In jüngster Zeit habe ich Heimsuchungen gesehen, schreckliche Krankheiten und vielerlei Gebrechen, die Menschen aus allen Gegenden der Welt befallen. Darunter ist eine von der Westküste Galliens eingedrungene Krankheit, die so grausam, so erschreckend und entsetzlich ist, daß bis heute nichts Furchtbareres, Gräßlicheres oder Abstoßenderes auf dieser Erde bekannt geworden ist.

Als eine von mehreren Krankheiten, die von der Gattung *Treponema* aus der Familie der Spirochaeten (korkenzieherförmige Bakterien) verursacht wird, war die Syphilis ein typisches Beispiel für diese neuen Seuchen in einer Zeit von Unruhe und Migration, die von internationalen Kriegen, anschwellenden Bevölkerungszahlen und umherziehenden Soldaten und Flüchtlingen verbreitet wurden.

Später wurde die Syphilis vom Typhus als großem Kriegskiller abgelöst, einer klassischen Erkrankung verwahrloster Soldaten in schmutzigen Lagern. Zusammen mit »General Winter« machte der Typhus Napoleons Rußlandfeldzug zu einem wahren Desaster. Die Franzosen drangen im Juni 1812 in Rußland ein, im September erreichte der Kaiser das verlassene Moskau. Während der nächsten fünf Wochen erlebte die *grande armée* eine

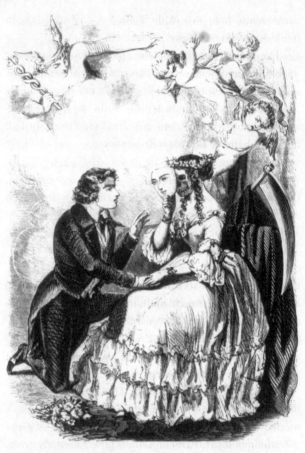

4 Ein junger Verehrer kniet vor dem als junges Mädchen
verkleideten Tod.
Eine Satire auf die Syphilis.

verheerende Epidemie. Nur wenige der 600000 Männer kehrten nach Hause zurück, der Typhus war eine der Hauptursachen dafür. Er sollte zu einer der großen »Schmutzkrankheiten« der explodierenden Städte der industriellen Revolution werden.

Cholera wiederum war die neue Krankheit des 19. Jahrhunderts. Auf dem indischen Subkontinent beheimatet, hatte sie sich nie weltweit ausgebreitet. Ab 1816 wütete die erste Pandemie in Asien, stieß nach Westen vor und bedrohte zwar Europa, wich aber wieder zurück. Die zweite Welle begann 1829, verbreitete sich über ganz Asien, drang nach Ägypten und Nordafrika vor, überzog Rußland und machte auch in Europa einen entsetzlichen Tod alltäglich. Akute Übelkeit führte zu heftigem Erbrechen und Durchfall, der Stuhl wurde grau und flüssig (sogenannter »Reiswasserstuhl«), bis nur noch Wasser und Fragmente der Darmschleimhaut austraten. Es folgten extreme Krämpfe und ein unstillbarer Durst, dann ein Stadium des Verfalls. Dehydriert und dem Tod nah, zeigte der Patient die klassische Choleraphysiognomie: runzlige blaue Lippen im ausgemergelten Gesicht.

Über die Ursachen herrschte Uneinigkeit; viele Behandlungsmethoden wurden propagiert, nichts funktionierte. London, wo 7000 Menschen starben, wurde 1832 heimgesucht, Paris im selben Jahr. Ebenfalls noch 1832 erreichte die Cholera Nordamerika, attackierte zuerst New York und die Ostküste, erreichte 1834 den Pazifik und breitete sich weiter nach Lateinamerika aus.

Die dritte Pandemie begann 1852. 1854 war ein Jahr des Grauens. Zwischen 1847 und 1861 erkrankten zweieinhalb Millionen Russen, von denen über eine Million

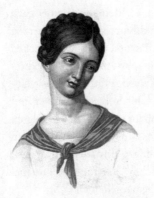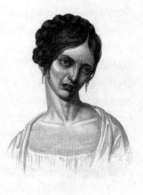

5 Eine junge Venezianerin,
kurz vor und nach der Infektion mit Cholera.

starben. Die vierte Pandemie fing 1863 an und dauerte bis 1875, die fünfte brachte 1892 Verwüstung über Hamburg (wo das ungenügende Wasserleitungssystem alles noch schlimmer machte). Zu diesem Zeitpunkt ließ sich die Cholera durch allgemeine Gesundheitsmaßnahmen eindämmen, besonders nachdem Robert Koch 1884 den Bazillus isoliert hatte. Als Folge wurde Westeuropa von der sechsten Pandemie (1899–1926) kaum betroffen. In der jüngsten Vergangenheit ist die Cholera außerhalb von Asien, insbesondere in Lateinamerika, wieder aufgetreten.

Ähnlich wie die Landwirtschaft – die es erlaubte, mehr Menschen mit geringerer Vitalität zu ernähren – brachte die industrielle Revolution Vor- und Nachteile mit sich. Einerseits ermöglichte sie Bevölkerungswachstum und mehr Wohlstand (allerdings auch größere Ungleichheit), andererseits war die Industrialisierung für unhygienische Wohnverhältnisse verantwortlich, für Berufskrankheiten (etwa die Lungenkrankheiten der Kumpel und Töpfer) und für neue urbane Beschwerden wie Rachitis.

Und neben den alten Krankheiten der Armut entwikkelten sich Krankheiten des Wohlstands: Krebs, Fettleibigkeit, Erkrankungen der Herzkranzgefäße, Bluthochdruck, Diabetes, Emphyseme und viele chronische und degenerative Beschwerden, die sich in allen wohlhabenden, älter werdenden Völkern ausbreiteten. Durch den Export westlicher Lebensgewohnheiten – Zigaretten, Alkohol, fettreiche Ernährung, Junk food und Drogenmißbrauch – beginnen diese Erscheinungen jetzt auch in der dritten Welt zu grassieren und fordern in Asien, Afrika und Lateinamerika ihren Tribut.

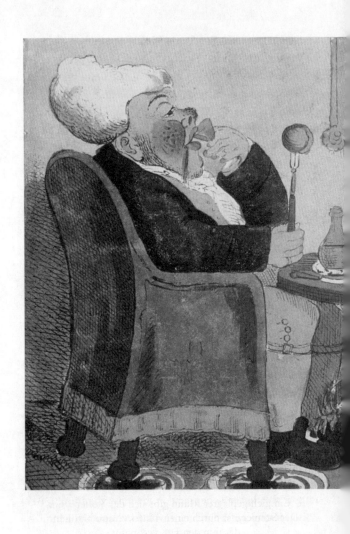

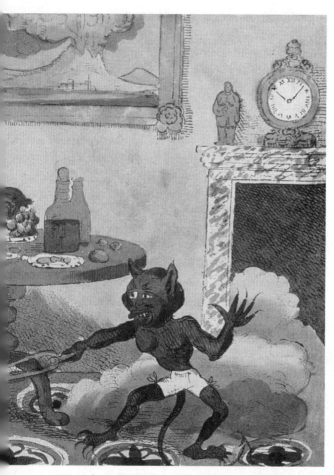

6 Ein gichtgeplagter Mann gibt sich der Völlerei hin.
Der Schmerz ist durch einen Teufel versinnbildlicht,
der ihm den Fuß verbrennt.
Kupferstich, G. Cruikshank, 1818.

Obwohl die Cholera und andere Killer auf dem Rückzug waren, brachte das 20. Jahrhundert neue Übel. Die Grippewelle, die nach dem Ersten Weltkrieg rund um den Erdball grassierte, war die schlimmste Pandemie, die die Welt je gesehen hat, und kostete in weniger als zwei Jahren etwa 60 Millionen Menschen weltweit das Leben. (Die genauen Ursachen der Pandemie sind nach wie vor unbekannt, was die Furcht vor einer Wiederkehr der tödlichen Grippe schürt.) Es treten auch immer wieder neue Krankheiten auf, zum Beispiel Aids, Ebola, Lassa- und Marburgfieber. Aids ging von Afrika südlich der Sahara aus und wird durch Sexualsekrete und Blut übertragen. Der medizinischen Öffentlichkeit drang es erstmals 1981 ins Bewußtsein, als homosexuelle Männer in Amerika an seltenen Symptomen, die mit dem Zusammenbruch des Immunsystems in Verbindung gebracht wurden, starben. Einer Periode der Panik, die von Opferbeschuldigung (»Schwulenseuche«), Abschieben der politischen Verantwortung und intensiver medizinischer Forschung gekennzeichnet war, folgte im Jahr 1984 die Entdeckung des *human immunodeficiency virus* (HIV), das heute allgemein als Verursacher der Krankheit gilt. Hoffnungen auf eine Impfung oder Heilung erfüllten sich bisher nicht, unter anderem weil das Virus sehr schnell mutiert; Behandlungen mit Medikamenten haben bisher lediglich palliativen Charakter. Weil HIV das Immunsystem lahmlegt, sind Betroffene überdies für opportunistische Erkrankungen anfällig und verhelfen Krankheiten, zum Beispiel der Tuberkulose, die als ausgemerzt galten, zu einem Comeback. Weil sehr lange keine Symptome auftreten, bleibt Aids extrem gefährlich und unkontrollierbar, besonders im bitterarmen und medizinisch unterversorgten Afrika südlich der Sahara, wo die Krankheit verheerend ist.

1969 verkündete der Chef der US-amerikanischen Gesundheitsbehörde der Nation, das Buch der Infektionskrankheiten werde nun zugeschlagen, der Krieg gegen die Mikroben sei gewonnen. Die Torheit einer solchen Aussage läßt den naiven Optimismus der Medizin jener Jahre erahnen. Heute ist die Stimmung nüchterner. Aus evolutionärer Sicht erscheint der Kampf des Menschen gegen die Krankheit eher als ein Stellungskrieg.

Bis vor gar nicht langer Zeit wurde das Leben von Krankheiten dominiert. Die Säuglingssterblichkeit betrug um die fünfzig Prozent, Kindheit und Adoleszenz galten als äußerst gefährdete Lebensabschnitte, und die Zahl der Mütter, die bei der Geburt starben, war dramatisch hoch. »Die Welt ist ein großes Krankenhaus«, lautete ein Sprichwort. Derartige Erfahrungen nährten die christliche Vision von der Welt als einem Tal der Tränen: Der Mensch *mußte* sündhaft sein – wie sonst war solches Leiden möglich?

Die Menschen, insbesondere die Armen, mußten sich gegen Krankheit, Schmerz, Behinderung und vorzeitiges Altern schützen. Stoizismus wurde zur zweiten Natur, nicht aber Fatalismus: Unsere Vorfahren versuchten, gesund zu bleiben, und sorgten für sich und ihre Familien, wenn sie krank wurden. Und jene, die es sich leisten konnten, suchten manchmal die Hilfe professioneller Heiler.

2 ÄRZTE

> Sein Kragen und seine Manschetten waren immer so
> weiß; seine Kleider so schwarz und gepflegt; seine
> goldene Uhrkette so schwer und seine Siegel so riesig.
> Seine Stiefel, immer so glänzend, quietschten beim
> Gehen ... und er hatte eine eigentümliche Art, mit den
> Lippen zu schnalzen und ›Ah‹ zu sagen, wenn ein
> Patient ihm seine Symptome schilderte, was großes
> Vertrauen erweckte.
>
> Charles Dickens, *Martin Chuzzlewit*
> (Beschreibung des Dr. Jobling)

Die menschliche Zivilisation entwickelte sich in einer mit Krankheiten geschlagenen Umwelt und suchte von jeher Wege zur Linderung und Erleichterung. Sich selber und seine Familie zu schützen ist ein integrales Element der Selbsterhaltung und des Familiensinns. Doch schon von frühester Zeit an wurde die Heilkunst zur Sache von Sehern und Medizinmännern, die von oben heruntergeregnete Beschwerden durch die Anwendung von Heilmitteln bekämpfen sollten. 17000 Jahre alte Höhlenzeichnungen zeigen mit Tierköpfen maskierte Männer bei rituellen Tänzen; es sind wohl die ältesten Darstellungen von Medizinmännern. Im Lauf der Entwicklung zu komplexeren, seßhaften Gesellschaften folgten Naturheilkundige, Geburtshelfer, Knocheneinrichter und Heiler-Priester.

Der typische Heiler indigener Völker, in Sibirien ebenso wie in der Neuen Welt, ist der Schamane mit seinem Repertoire an Zauberei und Ritualen. Mit dem Einsatz von Fetischen, wie Amuletten als Schutz vor schwarzer Magie und Talismanen als Glücksbringern, kombinierten die Schamanen die Rolle des Heilers mit der des Hexenmeisters, Sehers, Lehrers und Priesters, und maßten sich geistige Kräfte an, um Kranke zu heilen, Hexerei zu bekämpfen und Fruchtbarkeit zu verleihen. Anthropologen schreiben den Schamanen und ähnlichen Volksheilern heute durchaus echte medizinische und soziale Fähigkeiten zu.

Mit dem Aufkommen seßhafter Zivilisationen wurden die Heilpraktiken raffinierter, und man begann sie aufzuschreiben. Im antiken Mesopotamien (im heutigen Irak) entwickelte sich ein amtliches medizinisches System, das auf diagnostischen Methoden wie Omen und Seherei basierte, darunter die Hepatoskopie, also die Untersuchung der Leber von Opfertieren. Die Behandlungsmethoden waren eine Kombination aus religiösen Riten und empirischen Maßnahmen. Angeführt von einem Oberarzt, praktizierten drei Typen von Heilern: ein Seher (*bârû*), der Experte in Hellseherei; ein Priester (*āšhipu*), der Exorzismen und Zauberformeln anwendete; und ein Arzt (*āsû*), der Medikamente veabreichte, Operationen durchführte und Verbände anlegte.

Wie in Mesopotamien bildete der *zwnw* (Arzt) auch im Ägypten der Pharaonen (ab dem dritten vorchristlichen Jahrtausend) einen von drei Teilen der Heilergemeinschaft, neben dem Priester und dem Hexenmeister. Solch ein Arzt war Iri, der Hüter des Königlichen Rektums, Klistierexperte des Pharaos; und es gab Peseschet, Oberärztin und mithin Beweis für die Existenz von Heilerinnen (wie im Mittleren Osten). Der berühmteste unter ihnen war Imhotep, Oberwesir von Pharaoh Djoser

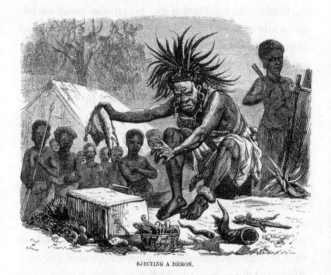

7 Ein afrikanischer Medizinmann oder Schamane benutzt
Symbole und kleine Tiere, um einen Dämon
(eine Krankheit) auszutreiben.
Holzschnitt, nach J. Leech.

(2980–2900 v. Chr.), bekannt als Arzt, Astrologe, Priester, Weiser und Architekt von Pyramiden. Seine »Sprüche« wurden aufgeschrieben, und nur wenige Generationen später wurde er heiliggesprochen. Wie Papyrusfunde zeigen, vereinte die ägyptische Medizin religiöse Überzeugungen und magische Techniken mit einer beeindruckenden Vielfalt praktischer Heilmittel und chirurgischen Könnens.

Bei den Griechen wurden mehrere Götter und Helden mit Gesundheit und Krankheit assoziiert, allen voran Asklepios (lateinisch Aesculapius), eine Figur ähnlich der des Imhotep. Homer schildert ihn als Stammeswundheiler, doch wurde er meist als Sohn Apollons, Gott der Heilung, gepriesen. Der bärtige Asklepios wurde in den Rang des Schutzheiligen der Medizin erhoben und mit Stab und Schlange dargestellt – Ursprung des modernen Äskulapstabes mit seinen zwei in der Form einer Doppelhelix verschlungenen Schlangen um einen geflügelten Stab. Auf Darstellungen wird er oft von seinen beiden Töchtern Hygieia (Gesundheit oder Hygiene) und Panakeia (Allheilerin) begleitet; seine Söhne sollen die ersten Ärzte (Asklepiaden) gewesen sein. Der Asklepios-Kult breitete sich aus, bis 200 v. Chr. jeder Stadtstaat (*polis*) dem Gott einen Tempel geweiht hatte; die bekanntesten unter ihnen sind jene auf der Insel Kos, angeblich Geburtsort des Hippokrates, und in Epidaurus, dreißig Kilometer von Athen entfernt. Ähnlich wie in Ägypten verbrachten die Pilger eine Nacht in einer besonderen Inkubationskammer vor einem Abbild des Asklepios und hofften, im Traum eine heilende Vision zu erleben.

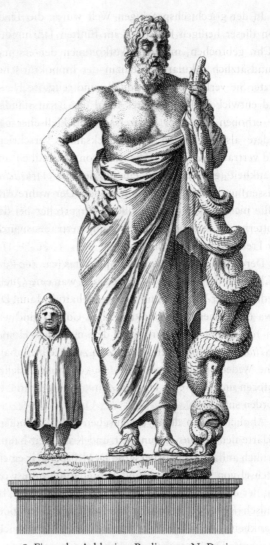

8 Figur des Asklepios. Radierung, N. Dorigny.

In der griechischsprachigen Welt wurde die Tradition dieser heiligen Praktiken im fünften Jahrhundert v. Chr. gebrochen, mit dem Aufkommen der erstmals grundsätzlich säkularen Medizin der hippokratischen Ärzte. Sie verlachten traditionelle und religiöse Heiler und entwickelten ein elitäres Ideal des Berufsstandes. Sie erhoben sich über Wurzelsammler, Hellseher und andere als Ignoranten und Quacksalber Verschriene und vertraten *natürliche* Theorien von Gesundheit und Krankheit (gegründet auf ein überlegenes *natürliches* Wissen) und *natürliche* Heilmethoden. Der wahre Arzt sollte nicht länger der angebliche Fürsprecher bei den Göttern sein, sondern ein weiser und vertrauenswürdiger Freund am Krankenlager.

Der Legende nach wurde Hippokrates (ca. 460–377 v. Chr.) auf der Insel Kos geboren und war eine Quelle medizinischer Weisheit und ein tugendhafter Mann. Die etwa 60 Bücher des hippokratischen *Corpus* sind von ihm nur in dem Sinne verfaßt, in dem man auch Homer die *Ilias* oder Moses den Pentateuch zuschreibt. Inhaltliche Widersprüche zeigen, daß sie von verschiedenen Autoren und über eine längere Zeitspanne geschrieben worden sind.

Ähnlich wie in der ayurvedischen Medizin Indiens erklärte der *Corpus* Gesundheit und Krankheit hauptsächlich anhand der Körpersäfte. Der Körper war einem Wechsel von Entwicklung und Veränderung unterworfen, der durch die im Körper vorkommenden Säfte (lateinisch *humores*) bestimmt wurde; Gesundheit oder Krankheit wurden durch ihr wechselndes Gleichgewicht bestimmt. Die zentralen, die Lebenskraft erhaltenden

Säfte waren Blut, *chole* (gelbe Galle), *phlegma* (Schleim) und *melaina chole* (schwarze Galle; von diesem Begriff leitet sich *Melancholie* ab). Diese vier dienten verschiedenen lebenserhaltenden Zwecken. Gelbe Galle war der Verdauungssaft, unerläßlich für die Verdauung. Die breite Kategorie des Schleims, die alle farblosen Sekrete umfaßte, galt als Schmier- und Kühlmittel. Obwohl auch in Schweiß und Tränen sichtbar, wurde er doch vor allem im (ungesunden) Überfluß bemerkbar – bei Erkältungen und Fieber. Die vierte Flüssigkeit, die schwarze Galle oder Melancholie, war dagegen problematischer. In der fast nie rein vorkommenden Flüssigkeit vermutete man die Ursache für die Verdunklung anderer Flüssigkeiten, etwa wenn Blut, Haut oder Stuhl sich dunkel färben.

Die vier Säfte waren für die sicht- und fühlbaren Phänomene des physischen Lebens verantwortlich: Temperatur, Farbe und Beschaffenheit der Haut. Blut machte den Körper heiß und feucht, gelbe Galle heiß und trocken, Schleim kühl und feucht, und schwarze Galle verursachte ein kühles und trockenes Gefühl. Man zog Parallelen zu den der griechischen Wissenschaft bekannten vier Elementen des Universums: Blut war wie Luft, heiß und bewegt; gelbe Galle wie Feuer (heiß und trocken); Schleim erinnerte an Wasser, und schwarze Galle ähnelte der Erde (kühl und trocken). Solche Analogien verwiesen auf weitere Facetten der natürlichen Welt und verwoben sich mit ihr, etwa mit astrologischen Einflüssen und dem Wechsel der Jahreszeiten. Der Winter, kalt und feucht, wurde darum mit Schleim assoziiert; er war die Jahreszeit, in der Menschen sich erkälteten.

Jeder Flüssigkeit wurde zudem eine eigene Farbe zugeordnet – Blut war rot, Galle gelb, Schleim farblos und Melancholie dunkel. Diese Farbtöne waren für die Körperfarbe verantwortlich und gaben Aufschluß über die weiße, schwarze, rote oder gelbe Farbe der Völker und über den blasseren, dunkleren oder roteren Teint einzelner Individuen.

Das Gleichgewicht der Humores war auch für den Körperbau und die Statur verantwortlich: Phlegmatische Menschen etwa waren tendenziell dick, Choleriker dünn. Es erklärte auch das Temperament bzw., wie man später dazu sagen sollte, die Persönlichkeit und psychologische Disposition. Ein reichlich mit Blut ausgestatteter Mensch zum Beispiel hatte eine kräftige Gesichtsfarbe und ein sanguinisches Temperament, war lebhaft, voller Energie und robust, vielleicht aber auch impulsiv und aufbrausend. Jemand mit einem Übermaß an Galle war cholerisch und bitter, scharfzüngig und schnell wütend. Ähnlich verhielt es sich mit dem Phlegma (blaß, phlegmatisch, faul, träge und von kühlem Wesen) und der schwarzen Galle (jemand mit dunklem Aussehen und düsterem Wesen – mit anderen Worten sardonisch, mißtrauisch, pessimistisch). Diese vielfältigen ganzheitlichen Verknüpfungen von Physiologie, Veranlagung und Auftreten schufen ein unendliches und flexibles Erklärungspotential, nicht zuletzt weil schlüssige Zusammenhänge zwischen innerer Veranlagung (dem Naturell) und äußerer Erscheinung (der Gesichtsfarbe, bei Kranken auch den Krankheitssymptomen) gesehen wurden. Solche Ansichten galten nicht nur als plausibel, sondern als unerläßlich, jedenfalls solange Wissenschaft und Medi-

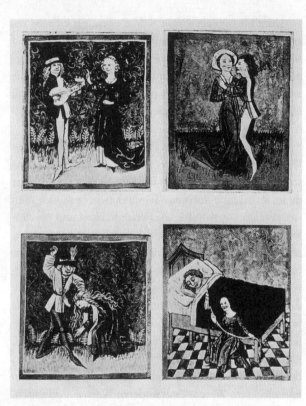

9 Die vier Humores,
15. Jahrhundert.

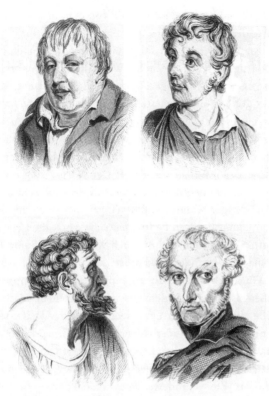

10 Vier Männerköpfe,
die jedes der vier Temperamente verkörpern.
Kupferstich, W. Johnson, frühes 19. Jahrhundert.

zin nur rudimentäre Kenntnisse von dem besaßen, was unter der Haut vorgeht.

Auch im Krankheitsfall war humorales Denken mit Erklärungen rasch zur Stelle. Wenn die lebenswichtigen Körpersäfte im richtigen Verhältnis koexistierten, war alles gut. Krankheiten stellten sich dann ein, wenn es von einzelnen oder mehreren Säften zu viel oder zu wenig gab. Wenn der Körper, beispielsweise infolge einer falschen Ernährung, zu viel Blut erzeugte, waren sanguinische Beschwerden die Folge: Der Körper fühlte sich überhitzt und fiebrig an, es drohten Herz- und Schlaganfälle oder gar Wahnsinn. Blutmangel oder eine schlechte Blutqualität dagegen bedeuteten eingeschränkte Lebenskraft, während Blutverlust durch Wunden zu Ohnmacht, Koma und sogar zum Tod führte.

Glücklicherweise, so die hippokratischen Autoren, ließen sich solche Ungleichgewichte vermeiden oder mit Hilfe eines gesunden Lebenswandels (einer Diät) oder mit medizinischen oder chirurgischen Mitteln korrigieren. Eine Person, deren Leber ein Übermaß an Blut produzierte oder deren Blut vergiftet war, wurde zur Ader gelassen. Ein veränderter Speiseplan konnte ebenfalls helfen. Es wurden detaillierte Empfehlungen zu Bewegung und Diät (allgemein als ›Diätetik‹ bekannt) formuliert: Vorsorge war besser als Heilen.

Der Reiz des humoralen Denkens, das die klassische Medizin dominierte und ihr Erbe bildete, lag in dem umfassenden Erklärungsmodell, das auf starken archetypischen Kontrastpaaren basierte (heiß/kalt, feucht/trocken) und alles Natürliche und Menschliche, Physische und Geistige sowie Gesunde und Kranke einschloß.

Es war für den Laien beruhigend und verständlich und in den Händen des aufmerksamen Arztes am Krankenlager ein vielfältiges Instrument, offen für weitere theoretische Ausführungen.

Hippokratische Ärzte behaupteten nicht, Wunder wirken zu können, doch gelobten sie vor allem anderen, nicht zu schaden (*primum non nocere*), und verhielten sich wie treue Freunde der Kranken. Diese humane Einstellung bewies die Hingabe des Arztes an seine Kunst, nicht an Ehre oder Reichtum, und tröstete besorgte Patienten. Der Hippokratische Eid enthielt ethische Überlegungen zum medizinischen Verhalten.

Der Eid

Ich schwöre bei Apollon dem Heiler und Asklepios und Hygieia und Panakeia, und rufe alle Götter und Göttinnen als Zeugen an, daß ich diesen Eid und dieses Versprechen nach bestem Vermögen und Urteil einhalten werde.

Ich werde den, der mich diese Kunst lehrte, meinen Eltern gleich achten, mit ihm den Lebensunterhalt teilen und ihn, wenn er Not leidet, mitversorgen. Ich werde seine Nachkommen meinen Brüdern gleichstellen und, wenn sie es wünschen, sie diese Kunst lehren ohne Entgelt und ohne Vertrag. Ich werde Ratschläge und Vorlesungen und alles weitere Wissen meinen und meines Lehrers Söhnen mitteilen, wie auch den ordentlich ausgebildeten und vereidigten Schülern, sonst aber niemandem.

Ich werde meine Kräfte nach bestem Können und Urteil zum Wohle der Kranken einsetzen; ich werde sie nicht zum Schaden oder Nachteil auch nur eines Menschen mißbrauchen.

Ich werde niemandem, auch nicht auf seine Bitte hin, ein tödliches Gift verabreichen oder auch nur dazu raten. Auch werde ich nie einer Frau ein Mittel geben, um eine Abtreibung herbeizuführen.

Ich werde mein Leben und meine Heilkunst keusch und religiös führen und ausüben.

Ich werde nicht operieren, auch nicht wegen eines Blasensteins, sondern es denen überlassen, deren Gewerbe dies ist.

Sooft ich ein Haus betrete, geschehe es, um den Kranken zu helfen, und nie in der Absicht, jemanden zu schädigen oder zu verletzen. Ich werde meine Position nicht mißbrauchen, um mich sexueller Wollust hinzugeben, weder mit Frauen noch Männern, weder Freien noch Sklaven.

Was ich sehe oder höre, sei es beruflich oder privat, und was nicht für die Öffentlichkeit bestimmt ist, werde ich geheimhalten und niemandem offenbaren.

Wenn ich nun diesen Eid erfülle und nicht verletze, möge mir im Leben und in der Kunst Erfolg zuteil werden und Ruhm bei allen Menschen bis in ewige Zeiten. Wenn ich diesen Eid breche und leugne, sei das Gegenteil mein Los.

Es ist klar, daß der Eid mindestens so sehr dem Schutz der Ärzte – durch die Schaffung eines geschlossenen Gildensystems – wie dem der Patienten dienen sollte. Indem sie sich der gütigen Weisheit verschrieb, zementierte die Ärztezunft die anhaltende Bevormundung des Patienten.

Trotz seiner späteren Berühmtheit ist wenig über die Ursprünge oder frühe Bedeutung des Eides bekannt. Er läßt die Grundzüge eines Berufsstandes erahnen, der sich als ethisch selbstregulierende Gruppe versteht, die aus Mitgliedern mit spezialisiertem Wissen und einem Ideal des Dienens besteht. Er macht klar, daß die hippokratische Medizin ein männliches Monopol war, auch wenn Ärzte mit Hebammen und Krankenschwestern zusammenarbeiten wollten.

Die hippokratische Medizin hatte ihre Schwächen. Sie wußte wenig von Anatomie oder Physiologie, weil das Sezieren nicht mit dem Respekt der Griechen vor dem Menschen vereinbar war; auch kannte sie kaum wirkungsvolle Heilverfahren. Ihre Stärke und anhaltende Attraktivität aber lag in der Erkenntnis von Krankheit als individueller Störung, die nach persönlicher medizinischer Betreuung verlangte. »Das Leben ist kurz, die Kunst lang, die Gelegenheit flüchtig, die Erfahrung trügerisch, das Urteil schwierig«, hält der erste hippokratische Aphorismus fest und stellt damit die anspruchsvolle und ehrenhafte Berufung des Arztes fest. Dieses edle Ideal eines professionellen Selbstverständnisses und Verhaltens gebietet bis zum heutigen Tag Respekt.

Während Hippokrates schemenhaft bleibt, drängt sich Galen, der »Kaiser« der Medizin im Römischen Reich, in den Vordergrund. Sein Egoismus und seine Allwissenheit, gepaart mit der schieren Menge seiner überlieferten Schriften, garantierten seiner Autorität während fast anderthalb Jahrtausenden die Vorherrschaft in der Medizin.

Galen (129 bis ca. 216) wurde als Sohn eines reichen Architekten in Pergamon (dem modernen Bergama in der Türkei) geboren. Als er sechzehn war, erschien seinem Vater der Überlieferung nach Asklepios im Traum, worauf der Sohn fromm auf die Medizin vorbereitet wurde. Im Jahr 162 brach er nach Rom auf, wo spektakuläre Darbietungen seiner anatomischen Kenntnisse seinen Ruf mehrten und ihn bald in kaiserliche Dienste brachten.

Galen war ein Meister darin, anderen eine Nasenlänge voraus zu sein. Er versteckte seinen Dünkel unter dem Deckmantel der medizinischen Würde, um gleichzeitig seine Kollegen und Rivalen als Idioten zu verunglimpfen. Seiner Lehre zufolge war Philosophie die unerläßliche theoretische Basis der Medizin. Der Arzt sollte nicht nur praktischer (empirischer) Heiler sein, sondern auch Logik (die Kunst des Denkens), Physik (die Wissenschaft von der Natur) und Ethik (die Verhaltensregeln) beherrschen. Ein unphilosophischer Heiler war wie ein pfuschender Baumeister; der wahre Arzt dagegen hatte sich wie ein Architekt mit richtigen Plänen zu verhalten.

Das für die Behandlung so fundamentale Vertrauen des Patienten ließ sich durch richtiges Verhalten am Krankenlager und durch die Beherrschung der Prognostik erwerben, einer Kunst, die auf Beobachtung, Logik und Erfahrung beruhte. Galen brüstete sich damit, mehr als ein überragender Arzt zu sein: Er war ein Mann der Wissenschaft, erfahren in der Kunst der Sektion – nicht menschlicher Leichen, wie er zugab, doch von Menschenaffen, Schafen, Schweinen und Ziegen und sogar einem Elefantenherzen. Er entwickelte die Anatomie des Skeletts und ein Verständnis der Nerven, jedoch hatte er, aufgrund der Kontroverse um die Sektion von Menschen, wenig Kenntnis von der inneren menschlichen Anatomie. Wie von ihm selber erwartet, erwies sich seine Medizin als epochal, und er prahlte:

> Ich habe so viel für die Medizin getan wie Trajan für das Römische Reich, als er Brücken baute und Straßen durch Italien baute. Ich und nur ich allein habe den wahren Weg der Medizin aufgetan. Zugegebenermaßen hat Hippokrates diesen Weg bereits gewiesen ... er bereitete den Weg, aber ich habe ihn begehbar gemacht.

Mit der Christianisierung des Römischen Reiches begannen sich Medizin und Religion zu überlagern, zu vereinen und gelegentlich zu kollidieren. Einige frühe Kirchenväter mißbilligten die heidnische Medizin, und der Spruch *ubi tre physici, due athei* (wo drei Ärzte sind, da sind zwei Atheisten) galt lange als witzige Stichelei. Christliche Heilschreine – ein Echo des griechischen Asklepioskults – florierten, Heilige und Märtyrer wurden um Heilung angerufen. Jedem Körperorgan und jedem Leiden wurde ein eigener Heiliger zugeordnet – der heilige Antonius für Erysipel (Wundrose), der heilige Veit für Chorea und so weiter. Die Heiligen Kosmas und Damianus ersetzten Asklepios und wurden zu den Schutzheiligen der Medizin insgesamt.

Im Mittelalter, dem sogenannten dunklen Zeitalter, war die Heilkunst Mönchen und Geistlichen vorbehalten, den einzigen Gelehrten, die es in der westlichen Welt damals noch gab. Die Flamme der klassischen Medizin aber wurde in der zu dieser Zeit weitaus höher entwickelten islamischen Welt genährt, wo eine Reihe hervorragender Ärzte-Wissenschaftler im heutigen Syrien, Irak, Iran, Ägypten und Spanien die Arbeit Galens studierten, systematisierten und weiterführten.

Ab dem zwölften Jahrhundert jedoch, mit der Gründung von Universitäten und der Wiederentdeckung und Neuübersetzung gelehrter medizinischer Texte aus islamischen Quellen, erholte sich die professionelle Medizin, zunächst in Salerno in Süditalien. Die Ausbildung basierte auf vorgegebenen, von der aristotelischen Scholastik formalisierten Texten. Ein Student mußte sieben Jahre lang Vorlesungen besuchen, Streitgespräche führen und sich mündlichen Prüfungen unterziehen, um als qualifizierter Arzt abzuschließen. Das Ziel der formellen scholastisch-medizinischen Ausbildung lag im Erwerb rationalen Wissens (*scientia*) innerhalb eines philosophischen Rahmens: Der ausgebildete Arzt, der die Ursachen der Dinge kannte, wurde nicht als rein »empirischer« Heiler oder Quacksalber gesehen. Es gab allerdings wenige Ärzte nach galenischem Muster: Die meisten mittelalterlichen Praktiker erwarben sich ihre Kenntnisse durch eine praktische Lehrzeit und Erfahrung.

Während des gesamten Mittelalters, der Renaissance und lange darüber hinaus wurde der Mann als idealer Arzt geachtet (der Beruf blieb eine rein männliche Domäne), der dank einer langen Universitätsausbildung zum Fachmann in Geistes- und Naturwissenschaften geworden war. Er war aufrecht, vertrauenswürdig und gottesfürchtig, ernst, nüchtern und dem lebenslangen Lernen statt dem Mammon verpflichtet. »Hippokrates«, erklärte James Primrose 1651 in typischer Ahnenfürchtigkeit, »sagt, daß ein Arzt, der ein Philosoph ist, gottgleich ist.« – »Ärzte sind, gleich dem Bier, am besten, wenn sie alt sind«, meinte Thomas Fuller.

Um die überhöhte Figur des idealen Arztes – sittlich, würdig und asketisch – abzugrenzen, wurde sein Gegenbild entsprechend diffamiert: Der geldgierige Scharlatan, der betrügerische Quacksalber (»these turdy-facy-nasty-paty-lousy-fartical rogues«, wie Ben Jonson sie nannte; diese scheißgesichtig-fiesköpfig-furzlausigen Schurken), die beschwipste Krankenpflegerin, die schmierige,

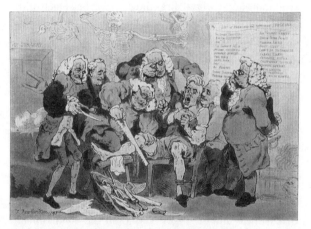

11 Chirurgen bei der Amputation eines Unterschenkels. Aquatinta, Thomas Rowlandson, 1793.

schwatzhafte Hebamme. Der herkömmliche Chirurg wurde oft als Mann des Fleisches karikiert, fett und unverfroren, geschickt im Umgang mit Messer und Säge, kaum besser als ein Metzger und kein bißchen gebildeter als ein Barbier, dessen Metier er oft teilte. Der überlegene Arzt dagegen brüstete sich der Geistes- statt der Körperkraft, des Gehirns statt der Muskeln.

Die Vorstellung, daß nur ein solcher Mann eine gründliche, zuverlässige Untersuchung durchzuführen wüßte, blieb in ganz Europa bis ins neunzehnte Jahrhundert verwurzelt. Durch Befragung stellte der Arzt die Symptome fest (indem er die Krankengeschichte aufnahm), etablierte die Art der Krankheit, entwarf eine Diagnose und verschrieb eine Kur. Dies schloß oft die Verschreibung einer Kräutermedizin ein, hergestellt von einem Apotheker – neben dem Chirurgen ein weiterer minderer Vertreter der Zunft. Vor der Einführung systematischer physischer Untersuchungen und diagnostischer Tests war die Aufgabe des Arztes keine praktische: was zählte, waren Buchwissen, Erfahrung, Gedächtnis, Urteilskraft und richtiges Verhalten am Krankenbett. Der Glanz der tief in der Tradition verwurzelten Medizin machte diese so vertrauenerweckend – oder, in den Augen des Satirikers, antiquiert und lächerlich.

Als die Zahl der Ärzte wuchs, wurde die Medizin stärker organisiert, zunächst in den Städten Italiens, wo Gilden gegründet wurden und die Verantwortung für die Ausbildung und Prüfung von Kandidaten, die Aufsicht über Apotheker und die Überwachung der Medikamente übernahmen. Medizinische Organisationen gab es in verschiedener Form. Schon 1236 schlossen sich in

Florenz Ärzte und Apotheker zu einer gemeinsamen Gilde zusammen, die als eines der sieben wichtigsten Gewerbe der Stadt anerkannt wurde. In Südeuropa wurde kaum zwischen Chirurgen und Ärzten unterschieden. Andernorts tat sich eine gesellschaftliche und berufliche Kluft auf, weil die Chirurgie außerhalb Italiens vom akademischen Curriculum ausgenommen war. In Nordeuropa gehörte sie zur Bartschererei und wurde von Ärzten als unter ihrer Würde betrachtet.

1368/69 entstand in London die Gemeinschaft der Chirurgen (Fellowship of Surgeons), und 1376 wurde eine Gemeinschaft der Barbiere beurkundet. Die Gründung des College of Physicians of London (das mit der Wiedereinsetzung von Charles II. königlich wurde) ermächtigte die Ärzte, die Berufsausübung in der Stadt zu regulieren. Mit der Zeit kamen alle diese medizinischen Kollegien und Körperschaften in den Ruch monopolistischer Oligarchien, die die Privilegierten zum Nachteil sowohl der Patienten wie der minderen Berufsstände schützten.

Um den Schrecken der Krankheiten zu lindern, die sie selten genug heilen konnte, hielt sich die primärmedizinische Versorgung des neunzehnten Jahrhunderts an beruhigend bekannte Formen der Behandlung. Der zahlende Privatpatient pflegte einen Arzt seiner Wahl zu rufen (üblicherweise durch einen Diener, nach 1900 vielleicht auch per Telefon), der darauf einen Hausbesuch abstattete, beritten, im offenen Zweisitzer oder, seit dem zwanzigsten Jahrhundert, zunehmend mit dem Auto. Die Beziehungen zwischen dem Patienten und dem Hausarzt waren persönlich und vom strikten Protokoll ehrenhaften Benehmens bestimmt; die gesellschaftlichen Formen dominierten.

Es gab Klagen auf beiden Seiten, über hochmütige Ärzte und nicht beglichene Rechnungen, doch die Zunft nahm Anteil am Wohlergehen der Familien und verwöhnte sogar einen lästigen Gesundheitsfanatiker wie Mr. Woodhouse in Jane Austens *Emma*, der zu den »besorgten Gesunden« zählte. Zyniker unterstellten den Ärzten, bei ihren wohlhabenderen Patienten gewohnheitsmäßiges Unwohlsein zu fördern, besonders beim schwachen Geschlecht, indem sie einen geschwollenen diagnostischen Jargon pflegten, bevorzugte Rezepte verschrieben, Details der Ernährung und Lebensführung betonten und all die anderen Rituale eines Berufsstands befolgten, der es als lohnend erkannte, der betuchten Klientel gegenüber unterwürfig zu sein. In einem Cartoon in der Zeitschrift *Punch* von 1884 lautete ein Dialog:

BESUCHERIN: Was ist er für ein Arzt?
KURPATIENTIN: Nun, über seine Fähigkeiten weiß ich nicht viel; aber er pflegt ein vorbildliches *Verhalten am Krankenbett*!

All dieses Gerede verschleierte bis tief ins zwanzigste Jahrhundert hinein die Tatsache, daß die im ersten Kapitel geschilderte »Herrschaft der Krankheit« weiterhin das Sagen hatte. Familien wurden ständig von oft todbringenden Infektionen und Fiebern befallen; Magen-Darm-Beschwerden und Ruhr, Diphtherie, Windpocken, Scharlach und Röteln ereilten Kinder zuhauf,

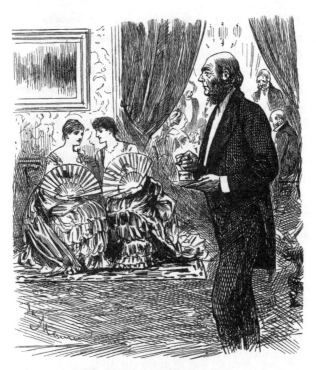

12 »Annalen eines Winterkurorts«,
Cartoon aus *Punch*, 1850.

ANNALEN EINES WINTERKURORTS.
BESUCHERIN: »Oh, ist das Ihr Arzt? Was ist er für ein Arzt?«
KURPATIENTIN: »Nun, über seine Fähigkeiten weiß ich nicht viel; aber er pflegt ein vorbildliches Verhalten am Krankenlager!«

während Masern, Tuberkulose, Syphilis, Hirnhautentzündung und Kindbettfieber das tägliche Brot jedes durchschnittlichen Arztes darstellten.

In dieser Situation hatte der Arzt alter Schule die Wahl zwischen konservativ-hippokratischem Verhalten (Abwarten und Beobachten, Verordnen von Bettruhe, Verabreichen von Stärkungsmitteln, Pflege, gutes Zureden, Ruhe und Hoffnung) und »heldenhaften« Maßnahmen wie der Anwendung kräftiger Abführmittel, radikalen Aderlässen (wie von Galen bevorzugt) oder der Gabe irgendeines eigenen Lieblingselixiers. Die Entscheidung wurde ihm oft von resoluten Patienten mit vorgefaßten Meinungen über die richtige Behandlung »ihrer« Krankheit abgenommen; auch hier galt: »Wes Brot ich ess', des Lied ich sing'.«

Die Auswahlmöglichkeiten der primären Behandlung waren in jedem Fall beschränkt, denn vor dem zwanzigsten Jahrhundert war die Pharmakopöe (offizielles Arzneibuch) ein unbeschriebenes Blatt. Unter den Tausenden von Medikamenten, die verabreicht wurden, waren nur wenige tatsächlich wirksam, darunter Chinin gegen Malaria, Opium als Analgetikum, Colchicin bei Gicht, Fingerhut zur Stimulierung des Herzens, Amylnitrit zur Gefäßerweiterung bei Angina sowie, seit 1896, das vielseitige Aspirin. Eisenpräparate wurden als Kräftigungsmittel, Sennesblätter und andere pflanzliche Präparate als Abführmittel verabreicht. Echte Heilmethoden dagegen blieben rar, und die Ärzte wußten, daß ihre Rezepte in erster Linie Augenwischerei waren. Diese prekäre Situation wurde teilweise dadurch gemildert, daß fromme Kirchgänger von ihren Hausärzten keine

Wunder erwarteten und, weil sie in einem Tal der Tränen lebten, durch regelmäßige Beerdigungen ohnehin abgehärtet waren. In einem berühmten viktorianischen Gemälde von Luke Fildes sitzt ein Arzt hilflos am Bett eines sterbenden Kindes, zu nichts anderem fähig als zu Beistand und Mitleid. Der Ton des Porträts ist nicht anklagend, sondern verständnisvoll.

Mit steinerner Miene vertraten auch die besten Professoren einen bitteren therapeutischen Nihilismus: Zwar erkannte die Medizin die Krankheiten, an denen die Menschen starben, konnte diese aber nicht vor dem Tod bewahren. Doch die Hausärzte fühlten sich gedrängt, irgend etwas zu unternehmen, was die zunehmende Tendenz zur Verabreichung starker Sedativa, Analgetika und Narkotika erklärt, die von pharmazeutischen Firmen seit dem neunzehnten Jahrhundert angepriesen wurden. Die Entdeckung der synthetischen Herstellung von Morphium 1806 und die Erfindung der Subkutannadel erlaubten die einfache und schnelle Gabe starker Opiate – bis hin zum neu entwickelten und 1898 von Bayer eingeführten Heroin. Seit 1869 wurde Chloralhydrat als Schlafmittel angewendet; Barbital (Veronal) ist seit 1903 bekannt, Phenobarbital seit 1912. Zumindest Schmerzstillung wurde möglich, wenn auch in vielen Fällen zum Preis der Abhängigkeit.

Mag die Fähigkeit, Kranke zu heilen, auch beschränkt gewesen sein, so festigte der Allgemeinmediziner doch seine Stellung, indem er sein Können weiterentwickelte. Der 1870 in Iowa geborene Landarzt Arthur Hertzler beschrieb in seiner reizenden, 1938 erschienenen Autobiographie *The Horse and Buggy*

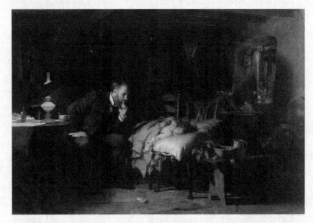

13 *Der Arzt*.
Luke Fildes, 1891.

Doctor (1938; *Der Doktor auf der Landstraße*) die Veränderungen, die sich zu seinen Lebzeiten ergaben. Er beschrieb die Heilkunst am Krankenbett nach alter Schule so:

> Wenn ein Arzt das Haus eines Patienten erreichte, war es üblich, zuerst die Großmutter und die Tanten überschwenglich zu begrüßen und allen Kindern die Wange zu tätscheln, bevor er ans Krankenlager trat. Er begrüßte den Patienten mit ernstem Blick und einem leichten Scherz. Er fühlte den Puls, inspizierte die Zunge und fragte, wo es weh tat. Dies vollbracht, hatte er seine Meinung gebildet und verschrieb seine Lieblingsmedizin.

Nachdem der junge Doc Hertzler aus dem fortschrittlichen Berlin zurückgekehrt war, begann er, seine eigene Praxis mit rigorosen und systematischen physischen Untersuchungen wissenschaftlicher zu gestalten. Das erhöhte sein Ansehen, wenn auch nicht seine Heilungsrate, wie er verriet:

> Ich hatte meine eigenen Ideen. Meine ersten körperlichen Untersuchungen beeindruckten meine Patienten und verärgerten meine Konkurrenten, was mir natürlich ein heimliches Vergnügen bereitete. Man sagte, der junge Doktor sei »zwar nicht besonders höflich, dafür gründlich«. Erst gestern erinnerte sich eine alte Patientin, wie ich ihren kleinen Jungen einmal »völlig auszog und dann von oben bis unten untersuchte«. Die Mitglieder jener Familie waren so beeindruckt, daß ich sie seit vierzig Jahren zu meinen Patienten zähle.

Neumodische Apparaturen trugen ständig zum neuen Ideal der körperlichen Untersuchung und später dem Check-up bei. Zuerst das 1816 erfundene Stethoskop, später Geräte wie das Ophthalmoskop und das Laryngoskop verliehen der Diagnostik eine neue, peinliche Genauigkeit (und Rätselhaftigkeit). Seit den 1860er Jahren gab es Kompaktthermometer zum Fiebermessen; Fieberkurven erlaubten die Aufzeichnung des typischen Fieberverlaufs bestimmter Krankheiten; und Sphygmomanometer machten die Blutdruckmessung möglich. Der Allgemeinmediziner des frühen zwanzigsten Jahrhunderts mit Zugang zu einem diagnostischen Labor begann zudem, Körperflüssigkeiten zu untersuchen – was zunehmend die Suche nach Mikroben bedeutete, jenem Feind, den die schillernde Wissenschaft der Bakteriologie mit ihrer Lehre von den Keimen zu enthüllen begann. Die meisten Patienten begrüßten diese Ergänzung der körperlichen Untersuchung – wenn einige sie auch als aufdringlich empfanden. Dr. Arthur Conan Doyle, der Schöpfer von Sherlock Holmes, berichtete 1881 von der schrecklichen Furcht einer Patientin, die ihm die Untersuchung ihres Brustkorbs nicht erlaubte. »Wissen Sie, mein Lieber, junge Ärzte nehmen sich solche Freiheiten heraus.«

Die »wissenschaftliche Medizin« wurde in den technologiefreudigen Vereinigten Staaten von Amerika am lautesten begrüßt. »Die Arbeit mit dem Mikroskop und die Analyse von Urin, Speichel, Blut und anderen Flüssigkeiten als Hilfe bei der Diagnose«, überlegte ein hartgesottener amerikanischer Arzt 1924, »verschafft nicht nur Honorare und wertvolle Informationen über den Zustand des Patienten, sondern auch Reputation und beruflichen Respekt.« Seine Kollegen in der Alten Welt waren zurückhaltender. Als der hervorragende britische Arzt Sir James Mackenzie 1918 äußerte, »eine

Ausbildung im Labor *beunfähige* einen Mann zur Arbeit als Arzt«, sprach er für die meisten seiner Berufskollegen – und wahrscheinlich auch seiner Patienten.

Männer wie Mackenzie wußten, daß die geheiligten Rituale der Medizin am Krankenlager die persönliche Bindung zwischen Arzt und Patient aufrechterhielten. Während der Regentschaft von Königin Victoria – genauer bis zum Zweiten Weltkrieg – wurde jenen Hausärzten und Fachärzten der Harley Street (eine Straße im Londoner West End, wo sich besonders viele Fachärzte angesiedelt hatten) der größte Respekt entgegengebracht. Sie erschienen fähig, ernsthaft, aufmerksam und vertrauenswürdig und jederzeit ihr Bestes gebend. Das hippokratische Ideal wurde verehrt und trug zur Begründung der Maxime vom »Patienten als Person« bei, die nach 1900 als Reaktion auf die mehr wissenschaftlich orientierte Medizin der Universitäten und ihrer Forschungslabors an Einfluß gewann. Sie betonte, der Arzt habe den Patienten als Individuum zu betrachten. »Man darf nie vergessen, daß nicht die Lungenentzündung, sondern der lungenentzündete Mensch der Patient ist«, erklärte Sir William Gull. »Der gute Arzt behandelt die Krankheit«, lehrte der große kanadische Medizinhumanist William Osler, »doch der überragende Arzt behandelt den Patienten.« Eine ähnliche Auffassung vertrat 1957 der von der Psychoanalyse beeinflußte ungarischstämmige Michael Balint, dessen *The Doctor, the Patient and the Illness (1957; Der Arzt, der Patient und die Krankheit)* die »apostolische Funktion« des Arztes lobte und die Allgemeinmediziner dazu aufrief, zu regelrechten Psychotherapeuten zu werden.

Während die Frage, ob das Heilen eine Kunst bleiben oder eher wissenschaftlich betrieben werden sollte, ungelöst blieb, brachte das zwanzigste Jahrhundert eine weitgehende Verschiebung der Gewichtung vom Allgemeinmediziner zum Spezialisten. Dabei öffnete sich eine Kluft zwischen Großbritannien und den Vereinigten Staaten. Auf der Insel verblieb die medizinische Primärversorgung fest in der Hand der Familienärzte, weil das Kassenarztsystem unter dem National Insurance Act von 1911, später im National Health Service NHS (1948) noch verstärkt, die Allgemeinmediziner zu den Stützen des von der öffentlichen Hand finanzierten Gesundheitssystems machte. Weil es ihnen untersagt war, Patienten in Krankenhäusern zu versorgen, waren sie von operativer Chirurgie, Wissenschaft, Innovation und von allem, was Spitäler für eine gehobene berufliche Stellung bedeuteten, ausgeschlossen. Doch die Allgemeinmediziner blieben die primärmedizinische Versorgung der Familien und wurden zu den »Pförtnern« von Krankenhäusern und Spezialisten. Zu Beginn des Zweiten Weltkriegs gab es in Großbritannien 2800 vollamtliche Fachärzte und siebenmal so viele Allgemeinmediziner. Selbst im Jahr 2000 waren von den 100000 Ärzten im Vereinigten Königreich ein Drittel Hausärzte.

Im Gegensatz dazu verlor die Allgemeinpraxis in den USA gegenüber der Spezialisierung unaufhaltsam an Boden. In einem Markt mit starkem Wettbewerb waren die wissenschaftlich an vorderster Front arbeitenden Kinderärzte, Kardiologen und Onkologen im Vorteil. 1942 waren weniger als die Hälfte aller Ärzte in den USA Allgemeinmediziner, und bis 1999 waren von den

800 000 Ärzten gerade noch zehn Prozent Hausärzte; diesen war dasselbe Schicksal wie den Doktoren auf der Landstraße beschieden.

Die Rolle der Ärzte und die Erwartungshaltung der Öffentlichkeit veränderten sich im Laufe des zwanzigsten Jahrhunderts. Die alten, akut infektiösen Krankheiten waren im Rückgang begriffen und konnten seit den dreißiger Jahren mit Sulfonamiden und seit den vierziger Jahren mit Antibiotika behandelt werden. Doch traten neue chronische und abnormale Leiden auf, unter anderem als Folge der höheren Lebenserwartung, und die Menschen schienen sich insgesamt schlechter zu fühlen. Selbstdiagnostizierte Krankheiten nahmen zwischen 1930 und 1980 um 150 Prozent zu. Der durchschnittliche Amerikaner suchte 1930 2,9mal jährlich einen Arzt auf; im Jahr 2000 hatte sich diese Zahl verdoppelt. Warum? Obwohl insgesamt gesünder, reagierte der einzelne empfindlicher auf Symptome und war schneller bereit, vielleicht auch dazu erzogen, Hilfe zu suchen bei Beschwerden, die bei seinen Großeltern als trivial oder unkurierbar galten. Patienten wurden in dieser Zeit auch ermutigt, mehr von ihren Ärzten zu erwarten und zu verlangen. Das »Es geht mir besser, ich fühle mich schlechter«-Syndrom tauchte auf, und die Öffentlichkeit, die Ärzte lange hoch angesehen hatte, begann, ihre Illusionen zu verlieren.

Nachdem die Ärzte dank Antibiotika und anderen magischen Pillen therapeutisch potenter geworden waren, vergaßen sie offenbar langsam die Kunst, den Patienten zufriedenzustellen. Mit effizienteren Mitteln ausgestattet, vernachlässigten sie zunehmend die psychologische Bedeutung und den Nutzen der engen und von Vertrauen geprägten Arzt-Patient-Beziehung, die der Patient erwartete. 1980 erklärte ein britischer Kassenarzt unverblümt die Funktion, die das Ausstellen eines Rezepts am Ende einer kurzen Konsultation hatte: »Es ist eine angenehme Art, den Patienten loszuwerden; man kritzelt etwas auf einen Block und reißt das Ding ab. Das Abreißen ist in Wirklichkeit ein ›Verpiß dich‹.« Ärzte haben heute Behandlungsmethoden zur Verfügung wie nie zuvor; aber ob sie sich auch noch für den Patienten interessieren?

Zu Beginn des einundzwanzigsten Jahrhunderts ist die öffentliche Erwartung an die Gesundheit größer denn je, nicht zuletzt aufgrund des Gesundheitsbewußtseins und der Ängste, die von den Medien gefördert und geschürt werden. Doch das Vertrauen in den Ärztestand – besonders nach Skandalen wie jenem um den britischen Arzt Harold Shipman, der Hunderte seiner Patienten ermordet hat – ist erschüttert. In der zunehmend bürokratisierten und technisierten Welt der Medizin läuft der persönliche Touch des Hippokrates Gefahr unterzugehen.

Das erklärt zum Teil das Wiederaufkommen alternativer Medizin seit den 1960er Jahren. Das achtzehnte Jahrhundert dürfte das Goldene Zeitalter des Quacksalbertums gewesen sein. Dies ist ein negativ konnotiertes Wort, doch sollten wir, wenn wir von nicht-orthodoxer Medizin sprechen, nicht automatisch die Motive ihrer Vertreter in Zweifel ziehen oder ihnen heilende Fähigkeiten absprechen. Viele waren keineswegs zynische Schwindler, sondern fanatische Anhänger ihrer Techniken und Elixiere – wie zum Beispiel der Schotte James

Graham (1754–1794), der langes Leben und sexuelle Verjüngung versprach, zu erlangen durch Schlammbäder und sein spezielles elektrisches Himmelbett, das in seinem Tempel der Gesundheit in der Nähe des Strand in London stand. Die einzige Medizin, die seit den 1870er Jahren bei Gicht wirklich Linderung verschaffte (sie enthielt den Stoff Colchicin aus der Herbstzeitlose), war ein Geheimrezept: Das *Eau médicinale* wurde vom französischen Offizier Nicolas Husson verkauft – und vom medizinischen Establishment verspottet.

Quacksalber brillierten in Unternehmertum und der Kunst der Publicity. »Rose's Balsamic Elixir« sollte, so seine Verkäufer, die »französisierten Engländer« (also Geschlechtskranke) auf einen Schlag heilen: »Es beseitigt alle Schmerzen in drei oder vier Gaben.« Umherziehende Händler waren hervorragende Marktschreier: Auffällig kostümiert und von einem Narren auf einer klapprigen Bühne begleitet, zogen sie Publikum an und Zähne aus, verschenkten ein paar Flaschen Schnaps oder Likör und verkauften einige Dutzend davon, um dann weiterzureiten. Die meisten Scharlatane waren kleine Nummern, aber einige machten Riesengewinne. Joshua Ward (1685–1761) verdiente mit Pillen und Tropfen ein Vermögen und erwarb sich königliche Gunst.

Mit dem Aufkommen eines kauflustigen Publikums stieg die Nachfrage nach vielen Arten der Heilung, und die Konsumgesellschaft schuf Nischen, die von Elixiermischern, Verjüngern und Krebsheilern eiligst besetzt wurden. Das Bedürfnis nach hundertprozentigen Heilmitteln ließ Millionäre wie Giftpilze aus dem Boden

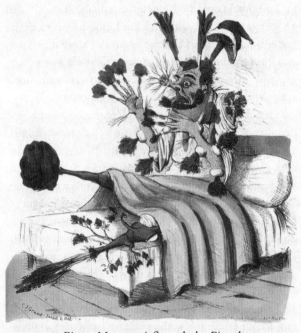

14 Einem Mann sprießt nach der Einnahme
von J. Morisons pflanzlichen Pillen Gemüse aus allen
Teilen seines Körpers. Lithographie,
C. J. Grant, 1831.

schießen, die begierig den Verzweifelten und Gutgläubigen magnetische, elektrische, chemische oder pflanzliche Behandlungen angedeihen ließen. Markenmedizin erwarb sich eine treue Gefolgschaft. »Lydia E. Pinkhams Vegetable Compound« (eine Pflanzenmixtur) wurde seit 1873 von Lydia Pinkham aus Lynn, Massachusetts, angeboten; »Lily the Pink« wurde die erste amerikanische Millionärin. In England machte James Morison mit seinen pflanzlichen Pillen ein Vermögen, gefolgt von Thomas Beecham mit seinen Pillen und Pulvern. Je mehr der Staat und die medizinischen Behörden versuchten, ihren Einfluß zu schmälern oder zu unterdrücken, desto populärer wurden sie.

Im neunzehnten Jahrhundert kamen überdies Bewegungen auf, die auf der grundsätzlichen Ablehnung orthodoxer Medizin basierten. Solche alternativen Heilungsphilosophien gingen oft von abweichlerischen religiösen Sekten oder gesellschaftlichen und politischen Radikalen aus; Handwerker, die Prinzen und Prälaten mißtrauten, waren wenig geneigt, die Medizin der privilegierten Kollegien zu schlucken. Alternative Heiler entlarvten die herkömmliche Medizin als geschlossenes System, als obskurantistischen Schwindel mit selbstverherrlichender Absicht: »Eine Verschwörung gegen den Laien«, wie George Bernard Shaw es formulierte. Sie verdammten den modernen Lebenswandel als unnatürlich. Sie forderten eine Rückkehr zur Bescheidenheit, lobten das einfache Leben und behaupteten, ihre Gesundheitsphilosophien folgten dem gesunden Lauf der Natur. Diese Doktrinen hatte ihre größte Anhängerschaft in Amerika: Medizinische Visionäre zog es in die Neue Welt, wo Praktizierenden die geringsten Beschränkungen auferlegt wurden. Ihren Ursprung allerdings hatten sie in Deutschland.

Die große wegbereitende Inspiration stellte die Homöopathie dar, entwickelt von Samuel Hahnemann (1755–1833), der seine medizinische Ausbildung in Leipzig, Wien und Erlangen genossen und einen aufgeklärten Glauben an die Güte der Natur aufgesogen hatte. Hahnemann formulierte seine neuen Prinzipien aus der Ablehnung der teuren Polypharmazie (zusammengesetzte Mittel). Es gebe zwei Herangehensweisen zur Heilung: Die »allopathische« Behandlung aufgrund von Gegensätzen, der die orthodoxe Medizin folgte – diese war fehlgeleitet; und seine eigene »homöopathische« Methode, deren Schlüsselerkenntnis lautete: »Um Krankheiten zu heilen, müssen wir Medikamente finden, die ähnliche Symptome im gesunden Körper hervorrufen.« Dieses wurde das erste Gesetz der Homöopathie: *similia similibus curantur* – Ähnliches soll durch Ähnliches geheilt werden. Dieses Gesetz des Ähnlichen wurde ergänzt durch das zweite, das Gesetz des unendlich Kleinen: Je kleiner die Dosis, desto wirksamer die Medizin. Dieses Paradox erklärt sich aus Hahnemanns Beschäftigung mit der Reinheit der Heilmittel und seiner lebenslangen Abscheu vor der austauschbaren und destruktiven Polypharmazie. Winzige Dosen absolut reiner Medizin vermochten viel mehr als enorme Mengen verunreinigter Mittel.

Eine andere Bewegung, die Reinheit predigte, war die Hydropathie (oder Hydrotherapie). Diese ging vom Österreicher Vincenz Priessnitz (1799–1851) aus, einem ländlichen Propheten, der, von der Reinheit des Wassers überzeugt, in Gräfenberg in Schlesien ein Heilbad grün-

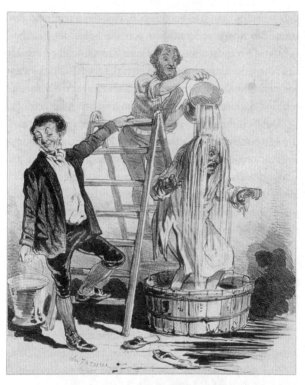

15 Ein Mann wird im Namen der Hydrotherapie mit einem Wasserguß behandelt. Lithographie, C. Jacque, Paris, 1843.

dete. Gesundheit, dies sein Credo, war der natürliche Zustand des Körpers; Krankheit war die Folge des Eindringens von Fremdstoffen, und akute Zustände der Versuch des Körpers, dieses kranke Material auszusondern. Wasserbehandlungen sollten einen akuten Zustand herbeiführen und dadurch die Gifte aus dem System entfernen.

Der Schulmedizin ebenso feindlich gegenüber stand die erste indigene amerikanische Heilsekte, der Thomsonianismus. Samuel A. Thomson (1769–1843), der die »Bücherdoktoren« verachtete, entwickelte eine Volksgesundheitsbewegung auf der Basis pflanzlicher Therapien. Seine Lieblingspflanze war die *Lobelia inflata*, deren Samen gesundes Erbrechen und starkes Schwitzen verursachten. Nach England gebracht wurde die thomsonianische Lehre von »Dr.« Albert Isaiah Coffin, der bald eine eifrige Gefolgschaft weiterbildungsbeflissener Handwerker und Abweichler hatte, aus der sich ein Netzwerk von *Friendly Botanico-Medical Societies* entwickelte. Die medizinische Botanik sprach die Selbsthilfementalität an.

Eine andere amerikanische Gruppe, die Grahamiten, widmeten sich dem gesunden Leben in Form eines diesseitigen Erlösungsglaubens. Der Abstinenzler Sylvester Graham erachtete die Gesundheit als zu wertvoll, um sie Ärzten zu überlassen. Vegetarische und Vollkornkost waren seine Sache, und der »Graham Cracker« gab seinen Einstand. Sexuelle Aktivitäten waren zu beschränken – sie entzündeten die Leidenschaften und verschwendeten die Samenflüssigkeit, den Inbegriff des Lebens.

Amerikanische Sekten, die den medizinischen Nihilismus der Schulmedizin verwarfen, gründeten auf Optimismus. Die Natur war gütig, und wenn der Mensch nur ihre Gesetze befolgte, würde der Körper natürlich gesund. Dies war die hoffnungsfrohe Botschaft der Osteopathie, von Dr. Andrew Taylor Still 1874 begründet, der in Kirksville, Missouri, ein College gründete. Still verkündete eine dem Körper innewohnende Kraft, sich selber zu heilen. Ganz ähnlich funktionierte die Chiropraktik, 1895 von Daniel David Palmer begründet, nachdem er einem Mann durch Einrenken der Wirbelsäule das Gehör wiedergegeben hatte.

Dieser radikale protestantische Selbsthilfeoptimismus erreichte in der Bewegung der Christlichen Wissenschaft ihren logischen Höhepunkt. Mary Baker Eddy (1821–1910) war, beengt vom kongregationalistischen Glauben ihrer Eltern, in ihrer Jugend oft bettlägerig und erfuhr durch die Behandlung herkömmlicher Ärzte keine Besserung. Nach einer durch das Bibelstudium ausgelösten göttlichen Offenbarung unternahm sie eine Selbstheilung, deren Erfolg sie zur Erarbeitung eines eigenen Systems nutzte: »Es gibt nur eine Schöpfung, und sie ist ganz und gar geistig.« Da alles Geist war und Materie ein Hirngespinst, konnte es keine körperliche Krankheit geben; Krankheit war nicht im Körper, sondern im Geist und konnte nur durch geistige Anstrengung und Glauben geheilt werden. Adventisten vom Siebenten Tag ihrerseits predigten Enthaltsamkeit und Vegetarismus und verkündeten ein »Evangelium der Gesundheit«, das teilweise auf hydropathischen Behandlungen basierte. Ihr Health Reform Institute in Battle Creek, Michigan, stand unter der Leitung von John Harvey Kellogg (1852–1943), dem Bruder des

Cornflakeskönigs; auch John war ein Anhänger von Ballaststoffen.

Die naturverehrenden und spirituellen Vorlieben der alternativen Medizin heben jene Nachteile der Schulmedizin hervor, die für diese populistische, anti-elitäre Gegenbewegung verantwortlich waren. Während die Menschen von Beschwerden erlöst und geheilt werden wollten, erwarteten sie von der Medizin noch viel mehr – Erklärungen ihrer Probleme, ein Gefühl der Ganzheit, einen Schlüssel zu den Problemen des Lebens, neue Gefühle, Selbstrespekt und Kontrolle. War der Tenor der Schulmedizin pessimistisch, so flößte die alternative Medizin Hoffnung ein.

Die Triumphe der Schulmedizin und Chirurgie in der ersten Hälfte des zwanzigsten Jahrhunderts führten zu einem Nachlassen der Popularität der alternativen Medizin. Doch indem die Medizin selber immer bürokratischer und wissenschaftlicher und offenbar so autoritär wie der Staatsapparat wurde, erlebte die alternative Medizin eine Renaissance, neue Massage- und Naturheilkundemethoden und ein neuer Spiritualismus breiteten sich aus. Die Kritik der Gegenkultur an westlichen Werten ließ sich überdies von östlichen Heilphilosophien blenden. Und die Leute probierten gern Verschiedenes aus. Am Ende des zwanzigsten Jahrhunderts gab es in Großbritannien mehr eingetragene alternative Heiler als Allgemeinmediziner, und in den USA galten mehr Besuche Anbietern unkonventioneller Therapien (425 Millionen) als praktizierenden Ärzten (388 Millionen).

Seit den Griechen war die orthodoxe Medizin ein Monopol des Mannes. Frauen beschäftigten sich mit praktischem Heilen nur als Krankenschwestern und Hebammen – eine Verlängerung ihrer Rolle als Hausfrau und Mutter. Bis ins neunzehnte Jahrhundert waren sie vom eigentlichen Arztberuf ausgeschlossen, nicht zuletzt weil sie nicht an Universitäten zugelassen wurden. Die weibliche Konstitution sei nicht für eine höhere Bildung geschaffen, warnten männliche Chauvinisten; dominiert von Gebärmutter und Eierstöcken, war der Platz der Frau zu Hause, als Ehefrau und Mutter.

Es ist kein Zufall, daß die erste Ärztin ihr Examen in Amerika ablegte, denn dort war die medizinische Zulassung für Frauen am einfachsten möglich. Elizabeth Blackwell, Tochter eines Zuckerfabrikanten aus Bristol, schloß 1849 als Beste ihrer Klasse an der Geneva Medical School in New York ab. Sie war überzeugt, daß Frauen von Natur aus die besseren Heilerinnen seien als Männer, gründete 1857 die New York Infirmary for Indigent Women (ein Krankenhaus für bedürftige Frauen) und koordinierte im Bürgerkrieg den Einsatz von Krankenschwestern.

Die erste in Großbritannien vereidigte Frau war Elizabeth Garrett, die eine Gesetzeslücke ausnutzte, um 1865 das Diplom der Society of Apothecaries zu erlangen und sich dadurch den Eintrag im Medical Register zu sichern. In nur fünf Jahren entwickelte sie eine ausgedehnte private Behandlungstätigkeit, etablierte das St. Mary's Dispensary for Women, erlangte einen medizinischen Titel in Paris und heiratete den wohlhabenden James Anderson. Sie war maßgeblich an der Errichtung der London School of Medicine for Women beteiligt und war dank ihrer Ehrbarkeit eine glaubwürdige Botschafterin für den Anspruch der Frauen auf Aufnahme in den Ärztestand.

In kurzer Folge erhielten die Frauen überall Zugangsberechtigungen – in Deutschland allerdings erst zu Beginn des zwanzigsten Jahrhunderts –, doch blieb der Widerstand stark. Die Reform der medizinischen Ausbildung nach dem Flexner Report von 1910 führte zur Schließung einiger medizinischer Fakultäten für Frauen in den USA (weil sie dem Standard nicht genügten), und erst nach dem Zweiten Weltkrieg öffneten Harvard und Yale die Türen ihrer medizinischen Fakultäten für Frauen. 1970 kam in Großbritannien auf vier Ärzte eine Ärztin – die jedoch selten an der Spitze der Berufspyramide stand –, und 1996 nahmen zum ersten Mal mehr Frauen als Männer das Studium an britischen medizinischen Fakultäten auf. Dies kündigt vielleicht das Ende des tief verwurzelten Sexismus in diesem Beruf an.

3   Der Körper

> Ich gelobe, die Anatomie nicht aus Büchern zu
> lernen und zu lehren, sondern aus Sektionen; nicht aus
> den Lehrsätzen der Philosophen, sondern aus dem
> Material der Natur.
>
> *William Harvey*

Der menschliche Körper ist mit symbolischem, oft höchst widersprüchlichem Gehalt schwer belastet. Für orthodoxe Christen beispielsweise ist er, da nach dem Vorbild Gottes geschaffen, ein Tempel. Doch seit dem Sündenfall und der Vertreibung aus dem Garten Eden ist der Körper »nichtig«, das Fleisch schwach und verderbt, der christliche Körper daher zugleich heilig und verkommen. Die Standpunkte der Medizin werden immer von den jeweiligen kulturellen Haltungen gegenüber dem Fleisch und dessen Wertschätzung beeinflußt.

Seit frühester Zeit haben Gesellschaften ein praktisches Wissen von den Eingeweiden gehabt, nicht zuletzt weil sie Tiere geschlachtet und geopfert haben. Die Ägypter perfektionierten die Kunst des Einbalsamierens. Doch die Sektion des menschlichen Körpers zur Erweiterung des Wissens war keineswegs überall verbreitet. Sie war sicher kein Bestandteil der hippokratischen Medizin – der Respekt vor der Würde des Menschen, jenem Mikrokosmos der Natur, war den Griechen zu wichtig; auch in Indien oder China gehörte sie nicht zur Grundlage der traditionellen Medizin.

Die Sektion von Toten – möglicherweise auch Experimente an lebenden Sklaven – entwickelte sich zuerst im hellenischen Alexandria, wo der Staat und die Ärzte als seine Diener viel Macht genossen. Sie wird mit Herophilos (ca. 330–260 v. Chr.) und seinem Zeitgenossen Erasistratos in Verbindung gebracht, deren Schriften mündlich überliefert wurden. Herophilos scheint menschliche Leichen öffentlich seziert zu haben; er entdeckte und benannte die Prostata und den Zwölffingerdarm (den er als erster vermessen hat). Er scheint auch der erste gewesen zu sein, der begriffen hat, daß die Arterien nicht – wie angenommen – mit Luft, sondern mit Blut gefüllt sind. Doch das erstaunlichste Ergebnis seiner Sektionen war die Beschreibung der Nerven. Indem er ihren Ursprung im Gehirn aufzeigte, konnte er folgern, daß sie jene Rolle spielten, die frühere Denker den Arterien zugewiesen hatten – also die Übertragung motorischer Impulse von der Seele (dem Intelligenzzentrum) zu den Extremitäten.

Erasistratos experimentierte an lebenden Tieren und vielleicht auch am Menschen. Sein Hauptaugenmerk richtete er auf das Gehirn, das er wie Herophilos, aber im Unterschied zu Aristoteles, dem Doyen der Naturforscher, als Sitz der Intelligenz erkannte. Später schnitten auch Galen und seine Zeitgenossen tote Tiere auf und experimentierten an lebenden. Ihre Annahme, daß Menschen und Tiere anatomisch identisch seien, führte zu gewissen Fehlern – zum Beispiel, daß die Leber fünf Lappen und das Herz drei Kammern (Ventrikel) hat.

Im Islam war die menschliche Sektion nicht erlaubt, und der christliche Glaube an die Heiligkeit des Körpers (er gehörte Gott, nicht dem Menschen) veranlaßte den Vatikan dazu, den Umgang mit Leichen zu regulieren. Allerdings hielt Papst Pius IV. im Jahr 1482 fest, daß gegen Sektionen nichts einzuwenden sei, solange die Leichen von hingerichteten Verbrechern stammten und am Ende christlich bestattet würden. Es wurde jedoch sehr lange auch fundamentale Kritik geübt: Eine massive Ablehnung der Sektion, die als medizinische Profanierung wahrgenommen wurde, war in Großbritannien bis zum Anatomy Act von 1832 spürbar, was angesichts von Grabräubern (und von Burke und Hare; vgl. Kapitel 6), die Anatomen illegal Leichen verschafften, auch kaum erstaunt.

Die mit dem Sezieren begonnene Reise tief hinein in das menschliche Fleisch unterscheidet die westliche Medizin von allen anderen. Sie nährte die folgenreiche Überzeugung, daß der Schlüssel zu Gesundheit und Krankheit in der immer feineren Untersuchung des Körpers liegt, was wiederum zu einer einschränkenden Konzentration auf Teile zu Lasten des Blicks auf das Ganze führte.

Die erste dokumentierte öffentliche Sektion eines Menschen wurde 1315 von Mondino de' Luzzi in Bologna vorgenommen, dessen *Anatomia mundini* zum Standardwerk auf diesem Gebiet wurde. »Die Anatomie des Mondino« war ein kurzer, praktischer Führer, dazu gedacht, während des Anatomieunterrichts laut vorgelesen zu werden. Er führte die Teile des Körpers in der Reihenfolge auf, in der sie während der Sektion behandelt wurden, beginnend mit dem verderblichsten, der Bauchhöhle. Mit einem galenisch geschulten Blick perpetuierte er die alten und fehlerhaften Schlußfolgerungen der Tiersektion.

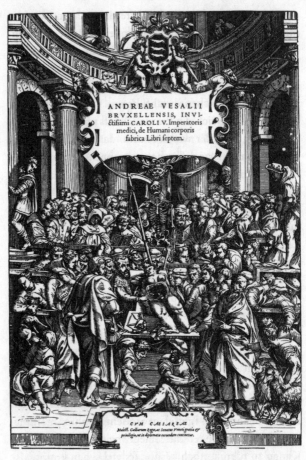

16 Vesalius lehrt Anatomie.
Andreas Vesalius, 1543.

Bis zu diesem Zeitpunkt hatte die Anatomie in der medizinischen Ausbildung kaum eine Rolle gespielt, doch seit Mondino begannen gebildete Ärzte, sie als zentrale Basis zu verstehen. Man baute anatomische »Theater«, wo Professoren regelmäßig öffentliche Sektionen von Menschen durchführten. Von Bologna ausgehend breitete sich die Praxis schnell über ganz Italien aus – auch Künstler wie Leonardo da Vinci nahmen sie auf –, doch dauerte es bis 1550, bis der Anatomieunterricht mit menschlichen Leichen auch in England und Deutschland üblich wurde.

Öffentliche Sektionen wurden im Winter vorgenommen, um die Verwesung zu verzögern. Das Öffnen von Leichen hingerichteter Verbrecher, die so eine letzte symbolische Strafe erfuhren, war zugleich Spektakel, Unterweisung und Erbauung. Frühe Illustrationen zeigen einen Arzt in akademischen Gewändern, der auf einem Thron sitzend aus einem anatomischen Text (wahrscheinlich Mondino) vorliest, während ein Chirurg mit seinem Skalpell den Leichnam aufschneidet und ein Assistent mit einem Zeigestock auf die wichtigen Teile deutet. Derartige Lehrbuchanatomie – eine Demonstration des innerhalb der theoretischen Strukturen Galens bereits Bekannten – gab dem Studenten eine Anleitung, obwohl dieser weder die Gelegenheit hatte, selber die Klinge zu führen, noch besonders viel sehen konnte.

Die Wende kam mit Vesalius, eigentlich Andries van Wesel. 1514 als Sohn eines Brüsseler Apothekers geboren, studierte Vesalius in Paris, Löwen (Leuven; Louvain) und Padua, wo er 1537 sein medizinisches Examen machte und sofort Professor wurde. 1543 veröffentlichte

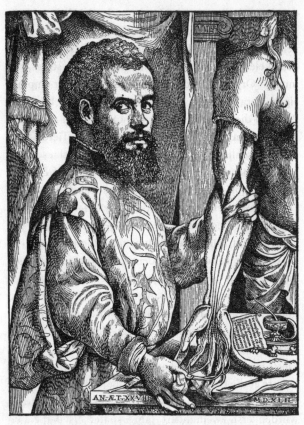

17 Holzschnittporträt des Vesalius.
Andreas Vesalius, 1543.

er sein reich illustriertes Meisterwerk, *De Humani Corporis Fabrica* (»Über den Bau des menschlichen Körpers«), das präzise Beschreibungen und Illustrationen des Skeletts und der Muskeln, des Nervensystems, der inneren Organe und der Blutgefäße enthielt. Er empfahl eigene, praktische Beobachtung, griff in verschiedenen Punkten die orthodoxe Lehrmeinung an und rügte Galen, der sein Wissen auf die Kenntnis von Tieren statt des menschlichen Körpers stützte. Obwohl es keine bahnbrechenden Entdeckungen enthielt, schuf *De Humani Corporis Fabrica* ein neues Forschungsklima: Alte Dogmen wurden hinterfragt, und die Nachfolger Vesalius', eifrige Beobachter allesamt, versuchten, sich gegenseitig mit neuen Entdeckungen zu überbieten.

Gabriele Falloppio, Student und Nachfolger Vesalius' in Padua, veröffentlichte 1561 seine anatomischen Beobachtungen in einem Band mit neuen Erkenntnissen über die Struktur des Schädels, der Ohren und der weiblichen Geschlechtsorgane. Er prägte den Begriff Vagina, beschrieb die Klitoris und skizzierte die Verbindung der Eierstöcke mit der Gebärmutter. Paradoxerweise erkannte er die Funktion dieser Gefäße, die seinen Namen tragen (tubae uterinae Falloppii), nicht: Die Eileiter wurden erst zweihundert Jahre später als der Kanal erkannt, durch den die Eier aus den Eierstöcken in die Gebärmutter gelangen. Es war einfacher, anatomische Beobachtungen zu machen, als deren physiologische Funktion zu erkennen.

Gegen Ende des sechzehnten Jahrhunderts begann die Anatomie nach Vesalius reiche Früchte zu tragen. Bartolomeo Eustachio entdeckte die Eustachio-Röhre (die Ohrtrompete, zwischen Rachen und Mittelohr) und die Eustachio-Klappe im Herzen. Falloppios Nachfolger in Padua, Girolamo Fabrizio (Fabricius ab Aquapendente), identifizierte 1603 die Venenklappen, eine Entdeckung, die für William Harvey entscheidend werden sollte. Wenig später wies Gaspare Aselli, ebenfalls aus Padua, auf die Milchgefäße hin und regte damit zu späteren Studien des Magens und der Verdauung an. Das Messer enthüllte so eine neue Welt der Körperorgane, obwohl das genaue Verständnis ihrer Funktionen weit hinter der verbesserten Darstellung ihrer Strukturen herhinkte. Die Anatomie nach Vesalius dachte noch immer in der Vorstellungswelt der galenischen Physiologie.

Dennoch etablierte sich die Anatomie an der Spitze der Medizinwissenschaft. Die in Sektionen gewonnene Vertrautheit führte die Forscher bald dazu, den Körper und seine Fehlfunktionen – und damit Krankheit an sich – neu zu überdenken. Die tradierte Theorie der Humores hatte Gesundheit und Krankheit als systemisches Gleichgewicht von Flüssigkeiten verstanden. Dieses Modell wurde nun nach und nach von der neuen Beschäftigung mit lokalen anatomischen Strukturen und Abläufen ersetzt – den »Festkörpern«. Die »black box« Körper wurde dem medizinischen Blick geöffnet.

Von frühester Zeit an wurde das Blut als Flüssigkeit des Lebens geschätzt. Es wurde als Nahrung des Körpers oder, im Fall einer Störung, als Quelle von Entzündungen und Fieber erkannt. Hier war, wie immer, Galen die Autorität. Nach ihm gingen die blutführenden Venen von der Leber aus, während die Arterien im Herz anfingen. Blut wurde in der Leber »gebraut«, floß, wie Wasser in bewässerte Felder, über die Venen nach außen in die Körperteile, trug Nährstoffe mit sich und wurde »konsumiert« (aufgebraucht). Ein Teil des Blutes gelangte aus der Leber in die rechte Herzkammer und teilte sich dort in zwei Ströme, von denen der eine über die Lungenarterie die Lungen versorgte, während der andere durch Poren in der Herzscheidewand in die linke Kammer gelangte, wo er sich mit Luft vermischte, aufgeheizt wurde und weiter in die Peripherie floß.

Galens Modell beherrschte die Medizin fast anderthalb Jahrtausende. Nach 1500, im Zuge des Forschungsdrangs der Renaissance, wurden die Lehren des Meisters hinterfragt. Michael Servetus, ein spanischer Theologe und Arzt, vermutete einen »kleineren Kreislauf«, der durch die Lungen führte. Blut konnte – Galen hin oder her – *nicht* durch das Kammerseptum (die Kammerwand) dringen – dieses war ziemlich solide! –, es mußte also *durch die Lungen* von der rechten auf die linke Herzseite gelangen. 1559 erfuhr Servetus' »Lungenkreislauf« fundierte empirische Unterstützung durch den italienischen Anatomen Realdo Colombo.

William Harvey war der Sohn eines freien Bauern aus Kent und studierte am Caius College in Cambridge Medizin. Nach dem Examen 1597 führte er seine Studien unter Fabrizio in Padua fort. Fünf Jahre später ließ er sich in London als Arzt nieder und wurde 1607 zum Fellow of the Royal College of Physicians gewählt. Zwei Jahre darauf wurde er zum Arzt des St. Bartholomew's Hospital ernannt.

Während seiner Studien in Italien begann Harvey seine Untersuchungen zur Funktionsweise des Herzens, und schon 1603 fühlte er sich sicher genug zu behaupten, daß »die Bewegung des Blutes konstant auf kreisförmige Art erfolgt und das Resultat des Herzschlags ist«. Vorlesungen aus dem Jahr 1616 in London belegen, daß er Colombos Arbeit über die Lungenpassage bestätigt fand. Er folgerte, daß das Herz wie ein Muskel funktioniert, wobei die Ventrikel in systolischen Kontraktionen Blut ausstießen und nicht, wie gelehrt wurde, während der Diastole (Erschlaffung) Blut ansogen. Die Arterien pulsierten aufgrund der Druckwelle des schlagenden Herzens, nicht durch eine eigene »Pulskraft«. Die Ergebnisse dieser neuen Ideen erschienen schließlich 1628 unter dem Titel *Exercitatio Anatomica de Motu Cordis et Sanguinis in Animalibus* (*Die Bewegung des Herzens und des Blutes*) und wurden zu Recht als Klassiker der medizinischen Forschung berühmt.

Harvey wies zunächst auf Galens Fehler hin. Bei der Beschreibung der Funktion von Herzvorhöfen (Aurikel, also »Herzohren«) und -kammern bewies er, nach Colombo, die Lungenpassage des Blutes, wobei er sich auf Vivisektionen stützte, die er an Fröschen vorgenommen hatte. (Deren Herzen schlagen langsamer als die von Warmblütern und erlauben so Experimente in »Zeitlupe«.)

Auf dieser Basis verkündete Harvey in Kapitel 8 seine Entdeckung des Blutkreislaufs. Er hielt fest, daß die Menge an Blut, die in einer Stunde aus dem Herzen gepumpt wird, weit größer ist als das gesamte Blutvolumen des Tiers. Aberhunderte Liter Blut verließen das

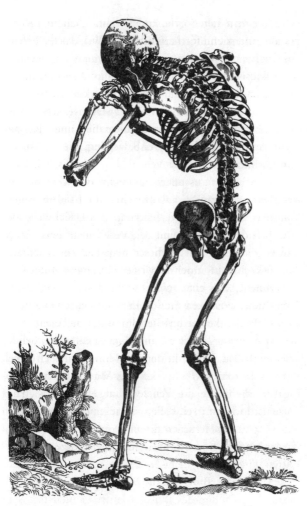

18 Skelett. Andreas Vesalius, 1543.

Herz in einem Tag: So viel konnte unmöglich vom Körper absorbiert und fortlaufend durch Blut, das die Leber aus Chylus bildete, ersetzt werden. Damit war quantitativ bewiesen, daß das Blut ständig im Kreis strömen mußte, da die Arterien unter dem Druck sonst bersten würden: »So muß man notwendigerweise schließen: Das Blut bewegt sich bei den Lebewesen in einem Kreise vermöge einer gewissen Kreisbewegung, und es ist in immerwährender Bewegung.«

Harvey gelang es allerdings nicht, die Wege dieses Kreislaufs vollständig aufzuzeigen. Mit bloßem Auge konnte er die winzigen Verbindungen – die Kapillaren – zwischen den Arterien und den Venen nicht erkennen, und er versuchte dies auch mit dem neu entwickelten Mikroskop nicht. Doch bewies er mit einem einfachen Experiment, daß eine solche Verbindung, wenn auch unbekannt, existieren mußte. Er band einen Unterarm so eng ab, daß kein arterielles Blut unter der Ligatur in den Arm fließen konnte. Dann löste er sie so weit, daß arterielles Blut wieder in den Arm hinein, jedoch kein venöses Blut zurückfließen konnte. Mit der ganz engen Ligatur erschienen die Venen im abgebundenen Arm normal, doch nun schwollen sie an und bewiesen so, daß Blut in den Arterien hinunter- und in den Venen wieder hinaufgeflossen war. Demzufolge mußten an den Extremitäten bisher nicht entdeckte Verbindungen bestehen, die das Blut von den Arterien in die Venen führte.

Überdies bewies Harvey, daß die Venenklappen das Blut stets wieder in Richtung Herz lenkten. Im Widerspruch zu seinem Lehrer Fabrizio zeigte er, daß sie nicht

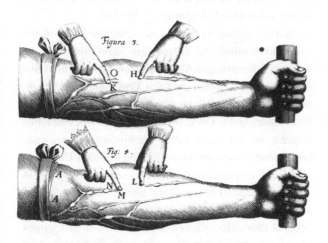

19 Zwei Arme mit hervortretenden Blutgefäßen,
die auf den Blutkreislauf hinweisen.
William Harvey, 1628.

dazu dienten, die unteren Körperteile vor der Überflutung mit Blut zu bewahren. Dank der Blutkreislauftheorie gelang es Harvey, verschiedene andere bisher unverständliche Phänomene zu erklären, so etwa die schnelle Ausbreitung von Giften im Körper.

Harveys Arbeitsweise erscheint sehr modern – er experimentierte und befolgte die Anweisung der Anatomen aus Padua, mit den eigenen Augen zu schauen. Doch das trifft nur bis zu einem gewissen Grad zu. Natürlich sah er mit seinen eigenen Augen, aber er tat dies zu oft noch durch die aristotelische Brille: Sein Lob etwa der perfekten zirkularen Bewegung erklärt sich aus dem teleologischen Denksystem des griechischen Vaters der Biologie. Wie so oft in der Medizin der Renaissance gründeten die Erneuerer ihre Ideen auf demselben Erbe der Antike, das sie andernorts zerstörten.

Harveys neue Ideen lösten Kontroversen aus. Die für ihre konservative Haltung berüchtigten Pariser Ärzte blieben dem galenischen Dogma noch eine Zeitlang treu, und selbst Harvey beklagte sich, daß seine Praxistätigkeit stark zurückging – auch die Patienten waren den neumodischen Lehren gegenüber skeptisch eingestellt. Dennoch, seine bahnbrechende Arbeit erwies sich als enormer Ansporn in der physiologischen Forschung.

Eine Gruppe jüngerer britischer Forscher führte die Untersuchungen des Herzens, der Lungen und der Atmung fort. Zu Prominenz unter den englischen Harveyanern gelangte der Anatom Thomas Willis, der für seine Pionierstudien des Gehirns und der Nervenkrankheiten berühmt ist – ihm verdanken wir den Begriff »Neurologie«. Der brillanteste unter ihnen war jedoch Richard

Lower, der in Oxford studiert hatte und dann Willis nach London gefolgt war. Er arbeitete mit dem Naturphilosophen Robert Hooke (nach dem das »Hookesche Gesetz« benannt ist) an Experimenten, die nachwiesen, daß es die Luft in den Lungen ist, die das dunkelrote venöse Blut in hellrotes arterielles Blut verwandelt. Mit den ersten Bluttransfusionen, von Hund zu Hund und von Mensch zu Mensch, machte er sich unvergessen. Diese Demonstrationen fanden in der Royal Society statt, einer 1660 gegründeten Institution, die den Austausch von Ideen und Techniken zwischen Ärzten und Naturphilosophen (die man später Naturwissenschaftler nannte) förderte.

Ein neues Forschungsinstrument war das Mikroskop, das Hooke und insbesondere Antoni van Leeuwenhoek in den Niederlanden benutzten. Erstaunliche Dinge wurden entdeckt: Rote Blutzellen, Spermatozoen und gewisse Mikroorganismen. Einige glaubten im Sperma kleine Männchen (Homunkuli) zu sehen, die das Wachstum des Fötus erklärten.

Radikale konzeptuelle Erfindungen der Naturphilosophie gewannen ebenfalls an Einfluß. Der von Descartes, Boyle, Hooke und anderen propagierten neuen oder mechanischen Philosophie lag die Maschine als Modell für den Körper zugrunde. Die Mechanisten attackierten die alten scholastischen Theorien mit ihren Sprüchen von Tugenden und Geistern als reines Wortgeklingel, dem es an einer soliden materiellen (empirisch bewiesenen) Basis fehlte. Statt dessen postulierten sie ein hydraulisches und hydrostatisches Verständnis von den Leitungen, Gefäßen und Röhren, den Hebeln, Zahnrädern und

Rollen des Körpers. Sie schätzten das Messen und Quantifizieren. Sanctorius Sanctorius (1561–1636), ein Kollege Galileo Galileis in Padua, entwickelte ein Thermometer zur Messung der Körpertemperatur, das Pulsilogium (eine Pulsuhr), und empfahl regelmäßiges Messen des Körpergewichts zur Überwachung der Gesundheit.

Die Idee der »Körpermaschine« beschleunigte die Forschung. Der Italiener Marcello Malpighi unternahm eine bemerkenswerte Reihe mikroskopischer Studien der Leber, Haut, Lungen, Milz, Drüsen und des Gehirns. Der Pisaner Giovanni Borelli und andere Iatrophysiker (die die Physik als Schlüssel zur Medizin propagierten) studierten Muskelverhalten, Drüsensekretion, Herztätigkeit, Atmung und Nervenreaktion. In seinem 1680 veröffentlichten *De motu animalium* (*Die Bewegung der Tiere*) dokumentierte er bedeutende Beobachtungen zur Muskelkontraktion und Atmung, Beobachtungen an fliegenden Vögeln, schwimmenden Fischen und ähnlichem, und interpretierte Körperfunktionen primär in physikalischen Begriffen. Die Atmung beispielsweise war bei ihm ein rein mechanischer Vorgang, bei dem Luft über die Lungen in den Blutkreislauf gelangte.

In seinem überaus innovativen Werk versprach er, mit Hilfe der physikalischen Wissenschaften die Geheimnisse des Lebens zu enthüllen. Das Werk seines jüngeren Zeitgenossen Giorgio Baglivi, Professor der Anatomie in Rom, gilt als Höhepunkt des iatrophysikalischen Programms. »In bezug auf seine natürlichen Funktionen stellt ein menschlicher Körper nichts anderes als einen Komplex chemisch-mechanischer Bewegungen dar, die auf rein mathematischen Prinzipien beruhen«, hielt er fest.

Ein anderer innovativer Versuch, den Körper in naturwissenschaftlichen Begriffen zu analysieren, lag in der Iatrochemie (medizinische Chemie). Die weitreichendsten Folgen hatten wohl die Theorien des ikonoklastischen Schweizer Arztes Theophrastus Philippus Aureolus Bombastus von Hohenheim (ca. 1493–1541), von vielen als Quacksalber abgetan, doch von einigen auch respektiert, sowie seines niederländischen Schülers Johannes Baptista van Helmont (1579–1644). Paracelsus, wie der erstere sich gerne nannte (es bedeutet »über Celsus hinaus«, die römische Medizinkoryphäe), ersetzte die vier Humores durch die drei fundamentalen chemischen Elemente: Salz, Schwefel und Quecksilber. Van Helmont, der Paracelsus' Auffassung eines einzigen Archaeus (einer einzigen inneren Lebenskraft) in Frage stellte, vertrat die Auffassung, daß jedes Organ seinen eigenen regulierenden »Blas« (Lebensgeist) hatte. Sein Konzept des Geistes war materiell, nicht mystisch: Alle Lebensfunktionen waren chemischer Natur, jede einzelne folgte auf das Einwirken eines Ferments oder Gases, das in der Lage war, Nahrungsmittel in lebendiges Fleisch zu verwandeln. Die Körpertemperatur war ein Nebenprodukt der chemischen Fermentationen. Die Chemie war also im weitesten Sinn der Schlüssel zum Leben – sicherlich eine radikale Sichtweise.

Um 1700 nährten die Fortschritte in Anatomie und Physiologie die Hoffnungen auf ein wahrhaft philosophisches Verständnis der Strukturen und Funktionen des Körpers, ausgedrückt in der Sprache der angesehenen Wissenschaften der Mechanik, Mathematik und Chemie. Die Untersuchungen des folgenden Jahrhunderts lösten einige dieser Ziele ein, enttäuschten aber auch viele Hoffnungen im Hinblick auf den therapeutischen Nutzen.

Im Zeitalter der Aufklärung folgte die anatomische Forschung weitgehend den Linien des Vesalius, und viele wunderbare anatomische Atlanten zementierten die Verbindung von Kunst und Anatomie. Der holländische Anatom Herman Boerhaave (1668–1738), Professor in Leiden und der bedeutendste Lehrer der Medizin seiner Zeit, beschrieb den Körper als ganzheitliches, ausgeglichenes System, in dem Druck und Abfluß sich die Waage hielten und alles sein eigenes Maß fand. Er verschmähte den kartesianischen »Uhrwerk«-Körper als zu primitiv und stellte ihn eher als Netzwerk aus Röhren und Gefäßen dar, die die Körperflüssigkeiten kanalisierten und kontrollierten. Gesundheit setzte die freie und energische Bewegung der Flüssigkeiten in den Gefäßsystemen voraus, Krankheit resultierte aus Blockaden, Behinderungen oder Stillstand. Die alte humorale Bedeutung des Gleichgewichts wurde übernommen, übersetzt in eine mechanische und hydrostatische Sprache.

Die Anwesenheit irgendeiner Seele als Quelle des Lebens war nicht zu bestreiten, doch war es nicht Aufgabe der Medizin, die Nase in die Geheimnisse des Lebens zu stecken, wie Boerhaave klug festhielt. Die unsterbliche christliche Seele überließ man besser den Priestern und Metaphysikern; die Medizin sollte sekundäre, nicht primäre Ursachen studieren, das *Wie*, nicht das *Warum* und *Wozu* der Dinge des Körpers.

Der Gründer der hervorragenden medizinischen Fakultät an der Universität von Halle, Georg Ernst Stahl (1660–1734), lehnte dies ab und vertrat statt dessen eine klassisch anti-mechanistische Sichtweise. Zielgerichtetes menschliches Handeln konnte nicht allein aus einer mechanischen Kettenreaktion erklärt werden, wie die Bewegung von Kugeln auf einem Billardtisch, sondern setzte die Anwesenheit einer immateriellen Seele (*anima*) voraus, die Stahl als übergeordnete und erhaltende Kraft in Organismen verstand. Mehr als nur ein kartesianischer »Geist in der Maschine« (anwesend, aber letztlich losgelöst), war die Seele für Stahl das unermüdliche Medium des Bewußtseins und der physiologischen Regulierung, ein allgegenwärtiger Leibwächter gegen Krankheit. Friedrich Hoffmann, sein jüngerer Kollege an der Preußischen Universität, hatte mehr für die neuen mechanistischen Theorien vom Körper übrig. In seinen *Fundamenta medicinae* (Grundlagen der Medizin, 1695) verkündete er: »Die Medizin ist die Kunst, physisch-mechanische Prinzipien fachgerecht anzuwenden, um die menschliche Gesundheit zu erhalten oder, wenn sie verloren, wiederherzustellen.«

Ist der lebende Organismus nichts anderes als eine Maschine, oder doch etwas mehr? Dieser Frage ging der französische Naturforscher René Réaumur nach, als er 1712 in einem Experiment zeigte, daß Hummerzangen, wenn man sie abschnitt, nachwuchsen. In den 1740er Jahren zerteilte Abraham Trembley Polypen und Hydren und entdeckte, daß vollständig neue Individuen daraus hervorgingen. Es war also offensichtlich mehr dran als nur Zahnräder und Drähte, mehr als hartgesottene Kartesianer zugestehen wollten. Die Debatte über die »Natur des Lebens« war also weit mehr als nur eine trockene Lehnstuhlspekulation; sie beinhaltete empirische Untersuchungen menschlicher und tierischer Körper und überprüfte jede Annahme mit Experimenten und Tests. War die Verdauung das Werk einer unbekannten inneren Lebenskraft? Oder eine chemische Reaktion von Magensäuren? Oder das mechanische Kneten und Zerkleinern durch die Magenmuskulatur? Die Vorgänge der Verdauung gehörten im achtzehnten Jahrhundert zu jenen, die raffinierten Experimenten unterzogen wurden.

Das Experimentieren führte zu neuen Ansichten über die Natur der Lebenskraft – und, damit verbunden, über das Verhältnis von Körper und Geist (oder Seele). Die alles überragende Figur war hier der Schweizer Universalgelehrte Albrecht von Haller, der den Grundlagentext *Elementa Physiologiae Corporis Humani* (1757–1766; *Anfangsgründe der Physiologie des menschlichen Körpers*) verfaßte. Darin lieferte er den experimentellen Beweis, daß Irritabilität (Reizbarkeit, Kontraktionsfähigkeit) eine allen *Muskel*fasern innewohnende Eigenschaft darstellte, wohingegen Sensibilität (Gefühl) ausschließlich den *Nerven*fasern vorbehalten war. Die *Sensibilität* der Nerven liegt in ihrer Reaktion auf schmerzhafte Reize; die *Irritabilität* der Muskeln beruht auf ihrer Eigenschaft der Kontraktion als Folge von Reizen. Diese Einsicht erlaubte Haller eine Erklärung für den Herzschlag (die bei Harvey noch gefehlt hatte): Das Herz war das »reizbarste« Organ des Körpers, wurde durch das einströmende Blut hyperstimuliert und reagierte mit systolischen Kontraktionen. Die Konzepte der Irritabilität und Sensibilität legten den Grundstein zur modernen Neurophysiologie. Wie Newton im Zusammenhang mit der Schwerkraft oder Boerhaave mit der Seele, sah Haller die Ursachen dieser Vitalkräfte außerhalb der Wissenschaft.

Eine Schule für »tierische Ökonomie« (dies der ursprüngliche Name der Physiologie) entstand an der großartigen medizinischen Fakultät der Edinburgh University, die 1726 gegründet wurde. Deren bedeutendster Professor der Medizin, William Cullen (1710–1790), baute auf Hallers Arbeit auf. Cullen verstand das Leben als Funktion der Nervenkräfte und betonte die Schlüsselrolle, die das Nervensystem bei der Verursachung von Krankheiten spielte, insbesondere von Geisteskrankheiten. Sein einstiger Schüler und späterer Gegner John Brown, eine als Alkoholiker untergegangene Überfigur, reduzierte die ganze Sache um Gesundheit und Krankheit auf Variationen der Hallerschen Irritabilität, doch ersetzte er die Idee, daß Fasern »erregbar« seien. Leben, sagte Brown, sei als Ergebnis der Wirkung äußerer Reize auf einen organisierten Körper zu verstehen; es sei ein »erzwungener Zustand«. Krankheit sei auf ein gestörtes Funktionieren der Erregung zurückzuführen, und Erkrankungen sollten als »sthenisch« oder »asthenisch« behandelt werden, je nachdem, ob der kranke Körper über- oder untererregt war. Große Mengen Alkohol und Opium wurden für beide Zustände empfohlen – Brownsche Medizin war von einnehmender Einfachheit.

In Frankreich waren es Professoren der Universität von Montpellier (die immer schon zukunftsgerichteter war als jene von Paris), die die Vitalismusdebatte anführten. Boissier de Sauvages lehnte Boerhaaves These ab, der Mechanismus könne Ursache und Wirken zielgerichteter Bewegung im Körper erklären. Er forderte die physiologische Untersuchung des lebenden (*nicht sezierten*) Körpers, samt seiner innewohnenden Seele. Spätere Lehrer aus Montpellier, besonders Théophile de Bordeu, betrachteten den Vitalismus unter materialistischeren Gesichtspunkten. Sie schlossen eine innewohnende Seele aus und hoben, unter Verweis auf die Rolle der physischen Organisation, die inhärenten Fähigkeiten und Energien organisierter Körper hervor.

Eine ähnliche Richtung nahm die Forschung in London. Der schottischstämmige John Hunter (1728–1793), der an der Anatomieschule seines älteren Bruders William ausgebildet worden war, schlug ein »Lebensprinzip« vor, um die Eigenschaften zu erklären, die lebende Organismen über krude, unbelebte Materie erhoben. So mußten die kühnen, aber zu einfachen Philosophien der »Körpermaschine« (*machina carnis*) aus Descartes' Zeiten den dynamischeren Ideen des Vitalismus weichen. Es ist kein Zufall, daß der Begriff »Biologie« um das Jahr 1800 geprägt wurde.

Diese neue Physiologie profitierte viel von anderen Wissenschaften, die sich aus der wissenschaftlichen Revolution entwickelten. Cullens Zeitgenosse, der Chemiker Joseph Black, formulierte die Idee von der verborgenen Wärme und der »fixierten Luft«, die für das weitere Verständnis der Atmung entscheidend war. Der französische Chemiker Lavoisier (der im Ancien régime als Steuerpächter ein Vermögen gemacht hatte und während der Revolution enthauptet wurde) erklärte den Gasaustausch in der Lunge. Die eingeatmete Luft wurde umgewandelt und wieder ausgeatmet, als »fixierte Luft« nach Black oder – in der neuen chemischen Nomenklatur des Franzosen – als Kohlendioxid. Der Atmung im lebenden Körper entsprach in der Außenwelt die Verbrennung; beide benötigten Sauerstoff und setzten Kohlendioxid und Wasser frei. Es war Lavoisier, der den Sauerstoff als unerläßlich für jedes Leben erkannte.

Als Anhänger dieser neuen Gaschemie träumte der Arzt Thomas Beddoes aus Bristol davon, manche Krankheiten wie etwa die Tuberkulose durch die Verabreichung von Sauerstoff und anderen reinen Gasen zu heilen. In diesem Prozeß entdeckte er Stickoxidul (Distickstoffmonoxid, »Lachgas«), doch er versäumte es, dessen anästhetische Eigenschaften weiterzuverfolgen (siehe Kapitel 6).

Auch in anderen Wissenschaften versprachen die Neuerungen einen medizinischen Nutzen, besonders in experimenteller Elektrophysiologie, die von Luigi Galvani vorangetrieben wurde. In *De Viribus Electricitatis in Motu Musculari* (1792; *Abhandlung über die Kräfte der thierischen Elektrizität auf die Bewegung der Muskeln*) beschrieb der italienische Naturforscher Experimente, bei denen er die Beine toter Frösche an Kupferdrähten an einen Eisenbalkon hängte. Als dies die Glieder zum Zucken brachte, folgerte Galvani, daß Elektrizität im Spiel, ja daß diese wesentlich für die Lebenskraft sei. Seine Experimente führte Alessandro Volta, der Professor aus Pavia, weiter. In seinen *Memorie sull' elettricità animale* (1792; *Briefe über thierische*

Elektricität) demonstrierte er, wie Muskeln durch elektrische Reize zur Kontraktion gebracht werden konnten. Die Zusammenhänge zwischen dem Leben und der Elektrizität, die solche Experimente aufdeckten, erwiesen sich als grundlegend für die Neurophysiologie. Mary Shelley ließ sich von diesen zu ihrem Science-fiction-Roman *Frankenstein* (1818) inspirieren, in dem mit Hilfe physikochemischer Mittel ein Monster zum Leben erweckt wird. Shelleys Horrorszenario diente als Warnung vor dem Mißbrauch promethischer Kräfte.

Diese mechanistischen und experimentellen Untersuchungen veränderten das Denken über Krankheit. Die seit Vesalius betriebene Erforschung der Anatomie im groben richtete ihr Augenmerk nun auf die Frage nach den Zusammenhängen zwischen Krankheit im lebenden Menschen und den pathologischen Anzeichen im toten Körper. Die Überzeugung, daß die postmortale Untersuchung Aufschluß über krankheitsbedingte körperliche Veränderungen gab (und nicht zuletzt über die Todesursache), geht auf Giovanni Battista Morgagni (1682–1771), Professor der Anatomie in Padua, zurück. Sein *De sedibus et causis morborum* (1761; *Von dem Sitze und den Ursachen der Krankheiten*) basierte auf den Ergebnissen von nicht weniger als 700 Autopsien und belegte, wie Körperorgane Spuren von Krankheiten aufwiesen.

De sedibus behandelte nacheinander Krankheiten des Kopfes, der Brust und des Unterleibs. Den detaillierten Fallbeispielen mit verblüffenden Symptomen und Autopsiebefunden folgte eine Darlegung der Zusammenhänge zwischen Krankengeschichte und pathologischer Anatomie. Morgagni machte zahlreiche

Entdeckungen. Er beschrieb den bei Angina pectoris und Herzmuskeldegeneration zu beobachtenden anatomischen Zerfall und die Fibrinklümpchen, die man nach dem Tod im Herzen findet. Er brachte Cyanose (eine Blaufärbung der Haut) mit Pulmonalstenose (ein Herzklappenfehler) in Verbindung und machte bedeutende Beobachtungen zur Arteriosklerose (Arterienverhärtung).

Morgagnis Untersuchungen verlagerten das Interesse von den *Symptomen* zum *Sitz* der Krankheiten – oder, um es anders auszudrücken, er begünstigte eine Akzentverschiebung von einer physiologischen Theorie (Krankheit ist ein abnormaler Zustand des ganzen Organismus) hin zu einer ontologischen Theorie von Krankheit (Krankheit ist auf einen Teil des Organismus beschränkt). Er dachte anatomisch und demonstrierte, daß Krankheiten in bestimmten Organen angesiedelt waren, daß Symptome und anatomische Läsionen übereinstimmten und daß solche krankhaften Organveränderungen für Krankheiten verantwortlich waren. Die Pathologie stand nun zusammen mit der Anatomie auf einer wissenschaftlichen Basis.

Die herausragende Bedeutung von Morgagnis Arbeit wurde von anderen erkannt und weiterentwickelt. Nach Organen gegliedert, enthält Matthew Baillies *Morbid Anatomy of Some of the Most Important Parts of the Human Body* (1793; *Anatomie des krankhaften Baues von einigen der wichtigsten Theile im menschlichen Körper*) einige klassische Beschreibungen, darunter Emphysem und Leberzirrhose, die er mit Alkohol in Verbindung brachte. Mit der Beschreibung des »Rheuma-

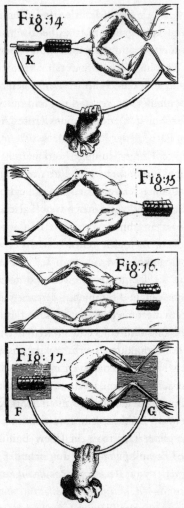

20 Experimente über tierische Elektrizität
unter Verwendung von Froschbeinen.
Galvani, 1791.

tismus des Herzens« (rheumatisches Fieber) in der zweiten Auflage von 1797 trug Baillie zur frühen Erforschung von Herzerkrankungen bei.

Der nächste Meilenstein in der Geschichte der Pathologie war 1799 die Publikation des *Traité des Membranes* (*Abhandlung über die Häute*) von Marie-François-Xavier Bichat. Der Sohn eines Arztes aus dem Jura ließ sich in Paris nieder und wurde Assistent des führenden Chirurgen, Pierre-Joseph Desault. Er konzentrierte sich auf Strukturen, die zwar ähnlich beschaffen, aber in unterschiedlichen Organen zu finden waren, und beschrieb einundzwanzig solcher Gewebe, unterschieden nach äußerer Erscheinung und vitalen Eigenschaften. Die verbreitetsten waren Zellgewebe, Nerven, Arterien, Venen sowie Gefäße der Absorption und Ausdünstung. Genau wie die Elemente in Lavoisiers neuer Chemie, waren diese Gewebe für Bichat die analytischen Bausteine der Anatomie, Physiologie und Pathologie, und er fing an, ihre Strukturen, vitalen Eigenschaften, Abnormitäten und ihr Reaktionsverhalten darzustellen. Künftig müßten Krankheiten als Läsionen bestimmter Gewebe verstanden werden, forderte er, und nicht (wie bei Morgagni) von Organen. »Je mehr man Krankheiten beobachtet und Leichenöffnungen vornimmt«, erklärte er, »um so mehr wird man zur Überzeugung gelangen, daß lokale Erkrankungen nicht aus Sicht der komplexen Organe, sondern aus der der einzelnen Gewebe betrachtet werden müssen.«

Mit diesem neuen Blick auf die Pathologie legte Bichat den Grundstein zur klinischen Medizin des neunzehnten Jahrhunderts. Und wie im nächsten Kapitel zu sehen sein wird, stützte sich die pathologische Anatomie, für die Paris berühmt werden sollte, nicht nur auf seine Gewebepathologie, sie befolgte auch seine Weisung. »Man mag zwanzig Jahre lang von morgens bis abends am Bett des Kranken Notizen machen«, lehrte er, »und es wird uns alles nur ein Durcheinander von Symptomen sein ... eine Abfolge unzusammenhängender Phänomene.« Doch mit der Öffnung von Leichen »verschwindet diese Verworrenheit« auf einen Schlag. Dies nun war die Medizin des allmächtigen Blicks, der, einem Röntgenblick gleich, durch den Patienten hindurch die zugrundeliegende Krankheit sah. Das anatomisierende Auge drängte weiter.

4 Das Labor

> Der Zufall begünstigt nur einen vorbereiteten Geist.
> *Louis Pasteur*

Wie wir gesehen haben, nahmen in der Renaissance die neuen Naturwissenschaften ihren Anfang und erlebten in der Aufklärung eine erste Blüte. Doch erst im neunzehnten Jahrhundert gab es zum ersten Mal staatlich finanzierte und von Universitäten und Forschungsinstituten geförderte öffentliche Wissenschaften. Es war erstrebenswert, daß ein ehrgeiziger junger Arzt, wie Dr. Lydgate in George Eliots Roman *Middlemarch. Aus dem Leben der Provinz,* sich eine wissenschaftliche Grundlage erarbeitete und ein wissenschaftliches Gehabe pflegte – auch wenn die Reaktionen der Öffentlichkeit damals noch durchaus gespalten waren.

Lydgate genoß seine Ausbildung bezeichnenderweise in Paris. Um 1800 wurde die medizinische Forschung und Analytik von einer Gruppe von Ärzten in Paris revolutioniert, die von den Möglichkeiten der nach der Revolution eingeführten Zentralisierung Gebrauch machten und große öffentliche Krankenhäuser für die Weiterentwicklung der Medizin nutzten. Der bekannteste unter ihnen ist der Bichat-Schüler René Théophile Hyacinthe Laennec (1781–1826), Arzt am Hôpital Salpêtrière und am Hôpital Necker und Erfinder des Stethoskops (1816).

Ursprünglich ein einfacher hölzerner Zylinder, etwa 26 Zentimeter lang und nur für ein Ohr, erwies sich das Stethoskop als die bedeutendste diagnostische Erfin-

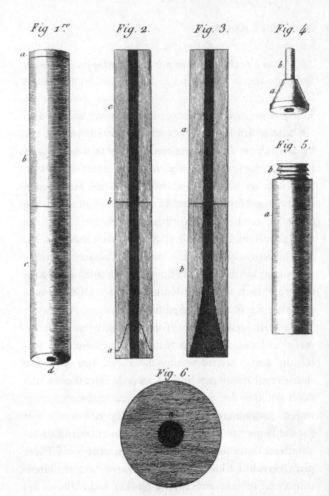

21 Diagramm des ersten hölzernen Stethoskops.
Laennec, 1819.

dung, bis mindestens zur Entdeckung der Röntgenstrahlen im Jahr 1895. Indem er Erfahrungen sowohl mit normalen als auch abnormalen Atemgeräuschen sammelte, gelang es Laennec, eine Reihe von Lungenkrankheiten zu diagnostizieren und klinisch wie pathologisch zu beschreiben: Bronchitis, Lungenentzündung und, vor allem, Tuberkulose (Phthisis oder Schwindsucht). In den folgenden Jahrzehnten, als Übersetzungen von Laennecs Schriften die Technik verbreiteten, entwikkelte sich die Stethoskopie zur Standardpraxis. Heute ist das vom Hals des Arztes baumelnde Stethoskop die Ikone der modernen Medizin schlechthin.

Kaum weniger einflußreich war Pierre Louis, der, neben einem gewichtigen Buch über die Tuberkulose (1825) und einem weiteren über Fieber (1829), in einem »Aufsatz zur klinischen Ausbildung« von 1834 die Grundlagen der neuen Krankenhausmedizin formulierte. Louis zufolge waren die *Symptome* (das, was der Patient fühlt) von untergeordneter klinischer Bedeutung; wichtiger waren die Anzeichen (das, was die körperliche Untersuchung ergab). Gestützt auf solche Anzeichen ließen sich die Läsionen der erkrankten Organe bestimmen; sie waren die objektivsten Mittel zur Identifizierung von Krankheiten, zur Formulierung von Prognosen und, wo angebracht, zur Bestimmung der Heilmethoden. (Weil sie permanent mit todkranken Armen konfrontiert waren, stuften die Pariser Ärzte die Diagnostik höher ein als die Therapeutik.)

So wurde die klinische Medizin für Louis und seine Kollegen eine Wissenschaft der Beobachtung, die mit der Aufzeichnung und Erklärung von Tatsachen in

Krankenhaussälen und Leichenhallen erlernt wurde. Die medizinische Ausbildung war eine Disziplin der Erklärung von Aussehen, Geräusch und Geruch der Krankheit – eine Erziehung der Sinne. Das klinische Urteil – das wahre Metier des Arztes – lag in der präzisen Interpretation dessen, was erfahrene Sinne wahrnahmen.

Louis war überdies ein leidenschaftlicher Anhänger arithmetischer Methoden zur numerischen Überprüfung von Therapieformen und legte damit den Grundstein für das, was später »klinische Versuche« genannt werden sollte. Die schiere Größe der Pariser Krankenhäuser erlaubte es diesen Ärzten, hinsichtlich der statistischen Wahrscheinlichkeit über Einzelfallstudien hinauszugehen.

Laennec, Louis und ihre Kollegen und Schüler beschrieben sorgfältig die pathologischen Anzeichen der Lebenden und Toten. Die Verschiebung von den Symptomen (veränderlich und subjektiv) hin zu den Anzeichen (konstant und objektiv) trug zur Akzeptanz des Konzepts bei, wonach Krankheiten eigenständige Einheiten – *wirkliche Dinge* – seien, und lehrte, daß Krankheit und Gesundheit zwei völlig unterschiedliche Zustände waren. Dies nennt man das ontologische Modell von den Krankheiten.

Nicht alle teilten diese Auffassung. Ein anderer Pariser Arzt, F. J. V. Broussais, vertrat eine radikal andere Meinung in bezug auf die Beziehung zwischen dem Normalen und dem Pathologischen und beschuldigte seine Kollegen, ihre lokalpathologische Anatomie, ihre dogmatische Auffassung von Krankheitsspezifik und ihr therapeutischer Pessimismus pervertierten die Medizin. Nach Broussais lag das wahre Erbe des brillanten Bichat (siehe Kapitel 3) in der Erkenntnis des Primats der Physiologie und folglich des Kontinuums zwischen dem Normalen und dem Pathologischen. Krankheit war nicht fundamental und qualitativ anders als Gesundheit; vielmehr setzte Krankheit ein, wenn gewöhnliche Funktionen versagten. Dieser Gedanke sollte für Claude Bernard und Rudolf Virchow entscheidend werden (siehe unten).

Studenten aus Nordamerika und Europa drängten jetzt nach Paris und kehrten später voll des Lobes über die französische Medizin nach Hause zurück, ausgebildet in Pathologie, Chemie und Mikroskopie – und mit einem Skalpell im Gepäck. Die medizinische Ausbildung fand nun überall vorwiegend in den Krankenhäusern statt und wurde systematisiert. Inspiriert von in Paris ausgebildeten Ärzten, erlebte die Londoner Medizin einen Boom: Im Jahr 1841 hatte das St. Bartholomew's Hospital 300 Studenten, und seit den 1830er Jahren rühmte sich die britische Hauptstadt einer Lehruniversität mit zwei Colleges, dem University und dem King's College, jedes mit einer medizinischen Fakultät und eigens errichteten Krankenhäusern.

Wien leuchtete besonders hell. Der von Paris inspirierte Carl von Rokitanski (1804–1878) machte die pathologische Anatomie zum Pflichtfach – ja fast zu einem Fetisch. Der mit angeblich 60 000 durchgeführten Autopsien obsessivste Seziererer seiner Zeit beherrschte Anatomie und Pathologie wie kein zweiter und hinterließ bedeutende Studien zu angeborenen Mißbildungen und Krankheiten wie Lungenentzündungen, Magengeschwüren und Erkrankungen der Herzklappen. Bis zum Ersten Weltkrieg blieb Wien eine der Hochburgen der Medizin (ganz zu schweigen von der Psychiatrie) in Europa.

Dank der Pariser Schule rückte das Krankenhaus mit seinem Reichtum an klinischem Material ins Zentrum der medizinischen Forschung. Eine rivalisierende Forschungsinstitution etablierte sich allerdings an seiner Seite: das Labor. Seit 1850 veränderten Labors Physiologie und Pathologie und hinterließen ihre Spuren in der medizinischen Ausbildung.

Dabei waren sie – und mit ihr die experimentelle Medizin – alles andere als neu, sondern eine Erfindung aus der Zeit von Boyle und Hooke. Dennoch sahen sich Vertreter der organischen Chemie, Mikroskopie, Physiologie und anderer medizinnaher Disziplinen zu Recht am Anfang eines neuen Unternehmens. Während sich Krankenhäuser für Beobachtungen eigneten, war das Labor der Ort für systematische und kontrollierte Experimente.

Besonders deutsche Universitäten förderten den Forschergeist, und Justus von Liebigs Institut für Chemie an der Universität von Gießen bildete das Modell der Laborwissenschaft. Von Liebig (1803–1873) entwickelte ein einflußreiches Programm, das lebende Organismen streng quantifizierbaren chemischen Analysen unterzog. Indem er maß und analysierte, was hineinging (Nahrung, Sauerstoff und Wasser) und was herauskam (Harnstoff, Salze, Säuren und Kohlendioxid), gewann er bedeutende Aufschlüsse über das, was später innere metabolische Prozesse (Stoffwechsel) genannt werden sollte.

Nach von Liebig war der Körper ein Zusammenspiel chemischer Systeme. Die Atmung führte dem Körper Sauerstoff zu, der sich mit Stärke vermischte und Energie, Kohlendioxid und Wasser freisetzte. Die Muskelfasern absorbierten Stickstoffverbindungen; Urin war das ultimative Abfallprodukt, zusammen mit Phosphaten und anderen chemischen Nebenprodukten. Chemische Analysen von Blut, Schweiß, Tränen und Urin sollten das Verhältnis zwischen Nahrungs- und Sauerstoffaufnahme und Energieerzeugung in lebenden Organismen quantifizieren. Mit der systematischen Untersuchung von Ernährung und Stoffwechsel begründeten von Liebig und seine Schule die spätere Biochemie.

Von Liebig bildete ganze Heerscharen von Studenten in systematischer Laborforschung aus, in der Absicht, die Modelle und Methoden der physikalischen Wissenschaften auf lebende Organismen anzuwenden. Schon 1828 gelang es seinem Freund Friedrich Wöhler, seit 1836 Professor für Chemie in Göttingen, die organische Substanz Harnstoff aus anorganischen Substanzen zu synthetisieren; er lieferte damit den Beweis, daß es keinen grundlegenden Unterschied zwischen Verbindungen, die in Lebewesen bestanden, und solchen, die aus gewöhnlichen Chemikalien hergestellt wurden, gab. Solche Erfolge trugen zu einem reduktionistischen Geist bei, der die spekulative und idealistische Philosophie der Romantiker mit ihren mystischen Bemühungen, die Bedeutung des Lebens auszuloten, verhöhnte. Wissenschaftlicher Materialismus wurde in der zweiten Hälfte des Jahrhunderts zur dominierenden Philosophie in deutschen Forschungsinstituten.

Physiologie wurde nun zur hochrangigen experimentellen Disziplin. Ihr Wegbereiter war Johannes Müller, seit 1833 Professor für Physiologie und Anatomie in Berlin. Sein riesiges *Handbuch der Physiologie des Menschen* (in zwei Bänden, 1833–1840) galt jahrelang als die Bibel der Disziplin. Er war ein mitreißender Lehrer, und seine Studenten – Theodor Schwann, Hermann von Helmholtz, Emil du Bois-Reymond, Karl Ludwig, Ernst von Brücke, Jacob Henle, Rudolf Virchow und viele andere – dominierten die wissenschaftliche und medizinische Forschung im deutschen Sprachraum und genossen internationales Ansehen.

Vier seiner Schützlinge – Helmholtz, du Bois-Reymond, Ludwig und von Brücke – veröffentlichten 1847 ein Manifest, in dem sie die Erklärung aller vitalen Vorgänge durch physikalisch-chemische Gesetze zum Ziel der Physiologie deklarierten. Mit diesem Credo eines wissenschaftlichen Naturalismus versuchte die experimentelle Physiologie, Funktionen aus den im Organismus angelegten elementaren Bedingungen zu verstehen: was war der Stoff des Lebens, und wie war er organisiert?

Helmholtz widmete sich der Messung von Wärme in Tieren und der Übertragungsgeschwindigkeit von Nervenimpulsen, und er entwickelte das Ophthalmoskop (den Augenspiegel), das der Erforschung der Augen diente. Ludwig betrieb Pionierforschung auf dem Gebiet der Drüsensekretion, besonders der Ausscheidung von Urin in den Nieren. Du Bois-Reymond, Professor für Physiologie in Berlin, erforschte hauptsächlich die Elektrophysiologie der Muskeln und Nerven. Von Brücke ging nach Wien, wo er sich mit physiologischer Chemie, Histologie und neuromuskulärer Physiologie beschäftigte. Er war einer von Sigmund Freuds Lehrern und Helden.

Forschungen dieser Art erforderten nicht nur Tieropfer in Form von Vivisektionen, sondern auch verbesserte Meß- und Datenspeicherinstrumente. 1847 führte Ludwig das Kymographion ein, ein multifunktionales Wellenschreibgerät, mit dem körperliche Veränderungen, beispielsweise des Pulses, aufgezeichnet werden konnten. Technologische Raffinesse wurde ein wesentliches, ja unerläßliches Element der Medizinwissenschaft.

Auch das Mikroskop wurde seit 1830 stetig verbessert, etwa durch die Korrektur der Verzerrung, was rapide Fortschritte in der neuen Wissenschaft der Histologie ermöglichte, der mikroskopischen Untersuchung von Geweben. Höherentwickelte Mikroskope schufen die revolutionäre neue Wissenschaft der Zellen (Zytologie), begonnen 1838 von Theodor Schwann, einem anderen Schüler Müllers, der die seit Hooke auf Pflanzen beschränkte Wissenschaft auf tierische Zellen ausdehnte. Schwann stellte ein reduktionistisches Modell dieser letzten Kapseln des Lebens vor: Zellen waren die Grundeinheit zoologischer und botanischer Aktivität, bestehend aus einem Kern und einer umgebenden Membran. Ähnlich wie Kristalle entstanden sie aus einer amorphen Matrix (Nährflüssigkeit), dem Blastem.

Schwanns Ansicht von der Beschaffenheit des Blastems wurde von Rudolf Virchow in Frage gestellt, dem Professor für pathologische Anatomie in Würzburg (1849) und Berlin (1856), wahrscheinlich dem kreativsten Forschungsmediziner seiner Zeit. Er stellte die Maxime auf: *omnis cellula e cellula* (alle Zellen entstehen aus Zellen). Was Bichat für die Gewebeforschung bedeutete, war Virchow für die Zellforschung. In seinen Händen erlangte die Zelltheorie ein immenses Erklärungspotential für biologische Vorgänge wie Befruchtung und Wachstum und für pathologische Vorgänge wie die Herkunft von Eiter bei Entzündungen. Krebs entstand, wie er brillant zeigte, aus abnormalen Zellveränderungen, die sich durch Teilung (Metastasen) unkontrolliert ausbreiteten. Im Studium der Zellen lag der Schlüssel zum Verständnis von Krankheit. Virchow trat damit für ein *inneres* Konzept von Krankheit ein, was ein Grund für seine Skepsis gegenüber Pasteurs Bakteriologie war, die er als eher oberflächlich verstand, weil sie Krankheit letztlich auf *äußere* Ursachen zurückführte. (Ein anderer Grund für die Skepsis war die bittere Rivalität zwischen Frankreich und Deutschland.)

Seit den 1850er Jahren zogen deutsche Labors Studenten aus ganz Europa und Nordamerika an, während Frankreich, kurz davor noch führend, ins Hintertreffen geriet, weil man es versäumt hatte, die für die physiologische Spitzenforschung notwendigen Labors zu bauen. Dennoch kamen weiter hervorragende Forscher aus Frankreich, allen voran Claude Bernard (1813–1878).

Der junge Bernard entschied sich für die Medizin, nachdem er seinen Traum, Dramatiker zu werden, aufgegeben hatte. Ein Erfolg jagte den anderen, von einem Lehrstuhl an der Sorbonne über einen Sitz im Senat bis zur Präsidentschaft der Académie Française. Er zeichnete für bedeutende physiologische Versuche verantwortlich: Er untersuchte die Wirkung von Giften wie Kohlenmonoxid oder Curare auf die Muskeln, die Rolle der Leber für den Blutzuckerspiegel, die Verdauungsfunktionen des Bauchspeicheldrüsensekrets und die Bedeutung der gefäßerweiternden Nerven und deren Rolle bei der Regulierung des Blutflusses – um nur einige zu nennen. Vor allem aber stellte er in seinem Klassiker *Introduction à l'étude de la médicine expérimentale* (1865; *Einführung in das Studium der experimentellen Medizin*) das Programm der biomedizinischen Wissenschaften auf.

Die Krankenhausmedizin *à la* Laennec war, behauptete Bernard, aus verschiedenen Gründen beschränkt. Sie war, wie die Naturgeschichte, rein passiv, und das Krankenbett brachte viele Ungewißheiten mit sich. Um in der Physiologie weiterzukommen bedurfte es eines aktiven Experimentators, der unter streng kontrollierten Bedingungen arbeitete. Außerdem war die pathologische Läsion – mit dieser Ansicht war er Broussais näher als der »Pariser Schule« – nicht der Ursprung, sondern die Begleiterscheinung oder Folge von Krankheit. Pathophysiologisches Wissen konnte nur durch Vivisektion von Labortieren unter genau kontrollierten Bedingungen erlangt werden. Das Zusammenspiel von Physiologie, Pathologie und Pharmakologie stellte den Schlüssel zur experimentellen Medizin dar, und jede einzelne mußte eine Laborwissenschaft sein.

Doch Bernard war kein bloßer Materialist oder Reduktionist. Lebewesen waren keine völlig den äußeren Verhältnissen ausgelieferten Automaten. Höhere Organismen lebten nicht nur in diesem Milieu, sondern schufen sich ihre eigene, innere Umgebung. Physiologische Abläufe kontrollierten den Zucker-, Salz- und Sauerstoffhaushalt des Blutes und der Gewebeflüssigkeit; sie waren für eine konstante Körpertemperatur auch bei äußeren Schwankungen verantwortlich. Dank dieser ausgleichenden Mechanismen – die man später Homöostase nannte – erlangten höhere Organismen eine gewisse Autonomie innerhalb des gesetzmäßigen Determinismus der natürlichen Ordnung. Diese Einsichten Bernards beeinflußten alle späteren Forschungen des Normalen und Krankhaften.

Die Wissenschaftsmedizin entwickelte sich in Großbritannien und den Vereinigten Staaten langsamer, obwohl Studenten aus diesen Ländern zunehmend in Deutschland Biologie und Medizin studierten. Einer von ihnen, William Henry Welch, führte an der »deutschesten« aller amerikanischen Universitäten, der Johns Hopkins University in Baltimore (wo er 1878 Professor wurde), deutsche Methoden in die amerikanische Experimentalmedizin ein. Deren medizinische Fakultät – die als einzige damals Frauen aufnahm – förderte eine fortschrittliche Lehre und Forschung. Ebenso bedeutend war die Eröffnung des Rockefeller Institute for Medical Research im Jahr 1901 – aus dem später viele Nobelpreisträger hervorgehen sollten.

In Großbritannien blieb die Medizin in diesen Jahren vorwiegend den Privatärzten überlassen, da die Universitäten kaum staatliche Unterstützung für die Forschung genossen. Überdies wurden die Aussichten der medizinischen Forschung durch lautstarke öffentliche Ablehnung von Experimenten behindert. Kampagnen gegen die Vivisektion führten 1876 zum *Cruelty to Animals Act*, einem Kompromiß, der medizinisch qualifizierten Forschern Experimente mit Vivisektion unter Lizenz und genau vorgeschriebenen Bedingungen erlaubte. Kein anderes Land erließ vor dem zwanzigsten Jahrhundert solche Gesetze.

Nach und nach holte die britische Physiologie jedoch auf. Edward Schäfer (später Sharpey-Schäfer), der zunächst in London und später in Edinburgh arbeitete, schuf sich mit seinen Forschungen zur Muskelkontraktion einen Namen, während Michael Foster und seine Schüler J. N. Langley und W. H. Gaskell in Cambridge ein Forschungsinstitut gründeten, das mehrere spätere Nobelpreisträger hervorbrachte, darunter Henry Dale und Lord Adrian.

Der Superstar der nächsten Forschergeneration, Louis Pasteur (1822–1895), war kurioserweise kein Arzt, sondern Chemiker mit einem Abschluß von der École Normale Supérieure in Paris. Er war ein hervorragender Mikroskopist, dessen Interesse an Mikroorganismen durch Studien der Fermentation bei Wein und Bier geweckt wurde und der die alte Theorie der »spontanen Entstehung« widerlegte. Maden entstanden aus Eiern, die Insekten gelegt hatten, oder aus Organismen in der Atmosphäre, die für das menschliche Auge unsichtbar waren. Gestützt auf diese Erkenntnis, entwickelte er seine berühmte Methode zur Beseitigung von Mikroben aus der Milch: Die »Pasteurisierung« – also die Erhitzung auf eine bestimmte Temperatur, um die Mikroben abzutöten – sorgte dafür, daß Milch nicht mehr die Ursache von Tuberkulose und Magen-Darm-Krankheiten war.

Die Kontroverse über die Ursachen von Krankheiten – das Problem der Ätiologie – blieb eine der zentralen unbeantworteten Fragen der Medizin, die sich angesichts der furchtbaren Epidemien im sich industrialisierenden Europa zuspitzte. Viele unterstützten die »Miasmentheorie« – die Idee, daß Krankheit die Folge von Ausdünstungen und anderen Erscheinungen der Erde und Atmosphäre war. Andere hielten es eher mit »Kontagienlehren« – Krankheit wurde von Mensch zu Mensch weitergegeben. Es gab eine Unzahl von Variationen und Kombinationen solcher Ansichten, doch keine konnte sich halten.

Pasteur war keineswegs der Erfinder der »Keimtheorie« – der Theorie, daß Krankheit die Folge des Befalls des Körpers durch mikroskopisch kleine, lebende Organismen war. Diese war schon lange im Umlauf, aber er war der erste, der mit überzeugenden Laborversuchen zeigen konnte, daß bestimmte Mikroben tatsächlich bestimmte Krankheiten verursachten – beim Vieh, bei Schweinen, Geflügel und schließlich beim Menschen.

Und weil er kein Theoretiker, sondern ein Praktiker war, wandte er sich bald dem therapeutischen Potential der Keimtheorie zu. Seine Untersuchungen zu Geflügelcholera, Schweinewundrose und Milzbrand führten schließlich zu verschiedenen neuen »Vakzinen«; Pasteur

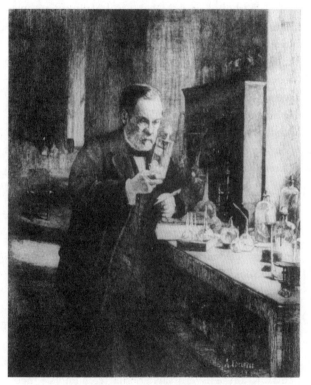

22 Pasteur in seinem Labor, umgeben von verschiedenen wissenschaftlichen Instrumenten.

wählte den Begriff, um den englischen Landarzt Edward Jenner zu ehren, der Rinderherden schon am Ende des achtzehnten Jahrhunderts gegen Kuhpocken geimpft hatte (lateinisch *vacca* = die Kuh).

Die Wirksamkeit von Pasteurs Milzbrandimpfung demonstrierte er in einem seiner spektakulären Experimente, für die er berühmt war. Am 28. April 1881 inokulierte er 24 Schafe mit seinem neuen Impfstoff und wiederholte dies drei Wochen später. Weitere vierzehn Tage später infizierte er diese Gruppe, zusammen mit einer ungeimpften Kontrollgruppe, mit virulenten Milzbrandbazillen. Als die Schafe am 2. Juni erneut untersucht wurden, waren alle geimpften Tiere gesund, während alle ungeimpften verendet oder kurz davor waren. Pasteurs Krönung war die 1885 entwickelte Tollwutimpfung, mit der er eine entsetzliche und tödliche Krankheit bekämpfte, die, wie Milzbrand, sowohl Tiere als auch Menschen befallen konnte.

Indem Pasteur verschiedene Streptokokken und Staphylokokken mit bestimmten Krankheiten in Zusammenhang brachte, trat die Bakteriologie auf den wissenschaftlichen Plan. Doch es war sein jüngerer deutscher Zeitgenosse Robert Koch, der später Professor der Hygiene in Berlin wurde, dessen pedantische Untersuchungen letztlich die Theorie über die Mikroben als Krankheitsverursacher erhärteten und sie theoretisch untermauerten.

Koch, ein Schüler von Wöhler, publizierte 1878 seine *Untersuchungen über die Aetiologie der Wundinfectionskrankheiten*, die sich als Meilenstein in der wissenschaftlich-medizinischen Methodik erweisen sollten.

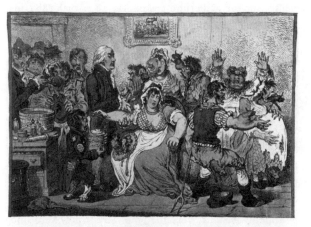

23 Edward Jenner im Pocken- und Inokulationshospital.
Radierung, James Gillray, 1801.

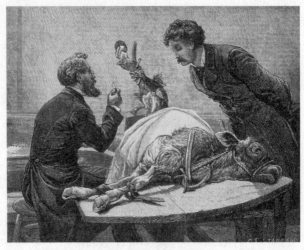

24 Entnahme von Lymphe aus einem Kalb
zur Herstellung von Impfstoffen.
C. Staniland, 1883.

Er unterschied verschiedene Bakterien, brachte spezifische Mikroorganismen mit spezifischen Infektionen in Verbindung und versuchte zu beweisen, daß Bakterien die Infektionen verursachten. Zu diesem Zweck formulierte er die später so genannten Kochschen Postulate. Um zu beweisen, daß ein spezifischer Mikroorganismus einen spezifischen Zustand verursacht, müssen vier Forderungen erfüllt sein:

1 Der Organismus muß bei jedem Krankheitsfall zu finden sein.
2 Der Keim muß sich, wenn er aus dem Körper gewonnen wird, über mehrere Bakteriengenerationen in Reinkultur züchten lassen.
3 Die Krankheit muß sich bei Versuchstieren durch eine Reinkultur erzeugen lassen, die über zahlreiche Generationen aus den ursprünglich isolierten Organismen gewonnen wird.
4 Der Organismus muß sich wiederum aus einem infizierten Versuchstier gewinnen und erneut kultivieren lassen.

Wie zuletzt bei Aids, werden die Kochschen Postulate auch heute noch angewendet, um zu überprüfen, ob ein spezifischer Mikroorganismus die tatsächliche (notwendige und ausreichende) Ursache einer Krankheit ist.

Kochs größter konkreter Erfolg war die Entdeckung der Bazillen, die Tuberkulose (1882) und Cholera (1883) hervorrufen. Seine Studenten – und Rivalen – nutzten seine Methoden, um die für Typhus, Diphtherie, Lungenentzündung, Gonorrhö, Brucellose, Hirnhautentzündung, Lepra, Tetanus, Pest, Syphilis, Keuchhusten und zahlreiche weitere Staphylo- und Streptokokkeninfektionen verantwortlichen Erreger zu bestimmen. Indem sie so die lebenden Pathogene ins Zentrum stellten, machten die Mikrobenjäger, die die neue Bakteriologie anführten, große Schritte hin zur Lösung des schwierigen Problems der Ätiologie, warfen dabei allerdings auch die verwirrende Frage nach der Anfälligkeit bzw. Resistenz auf und schufen so die Vorlage für die spätere Wissenschaft der Immunologie.

Die Mikrobiologie war entscheidend für die Fortschritte in der Tropenmedizin. Als Produkt der Bedürfnisse und Möglichkeiten des politischen, militärischen und ökonomischen Imperialismus spielte diese Spezialdisziplin eine Schlüsselrolle bei der weltweiten Ausbreitung der westlichen Macht. Die Medizin folgte dem Handel und der Flagge. Als direkte Folge des Kolonialismus förderte sie diese Expansion nicht nur, sondern diente ihr auch als Rechtfertigung: War es nicht ein Teil der Mission des weißen Mannes, Medizin in die tödlichen Tropen zu bringen? Nur zu gern wurde übersehen, daß der weiße Mann zu einem guten Teil selber dafür verantwortlich war, daß die Tropen überhaupt so ungesund waren.

Traurige Erfahrungen machten die Tropen zum Grab des weißen Mannes, und sowohl Handel als auch imperiale Pläne wurden lange Zeit von Krankheiten wie Gelbfieber und Malaria (*mal aria*, schlechte Luft) behindert. Doch der Zusammenhang zwischen Klima und Krankheit war heiß umstritten. Traditionelle Erklärungen für die Krankheiten der Tropen hatten sich auf einen letztlich in der hippokratischen Lehre begründeten miasmatischen Umweltgedanken gestützt: Wärme erzeugte Verwesung (verfaulende Pflanzen usw.), diese verursachte schlechte Luft (miasmata), was wiederum schreckliche Fieber hervorrief. Alternative Erklärungen tauchten im letzten Viertel des neunzehnten Jahrhunderts auf; ihr Pionier war der Schotte Patrick Manson.

Manson verbrachte zwölf Jahre im Chinese Imperial Maritime Customs Service in Amoy (Hsai-men) vor der südostchinesischen Küste. Er studierte die Elephantiasis, eine chronische, entstellende Krankheit, die durch Anschwellen der Gliedmaßen und Genitalien gekennzeichnet ist, und wies nach, daß sie von einem Parasiten – *Filaria*, einem Fadenwurm – verursacht und durch Mückenstiche übertragen wird. Es war das erste Mal, daß der Nachweis der Übertragung durch ein Insekt als Vektor (aktiver Überträger) gelang, was sich später als wirkungsvolles Erklärungsmodell erweisen sollte.

Manson erlangte eine Reputation als Parasitologe und drückte dieser aufkommenden Spezialdisziplin seinen Stempel auf. Er benutzte die neue Bakteriologie, um parasitische Organismen als Vektoren tropischer Krankheiten zu identifizieren. Im Verlauf der nächsten Generation entdeckte man, daß Schisostomiasis (Bilharziose; vgl. Kapitel 1) vom Saugwurm *Bilharzia* verrsacht wird, Tropenruhr von einer Amöbe, die entsetzliche afrikanische Schlafkrankheit von der Einzellergattung *Trypanosoma*, und Malaria von einem anderen Einzeller, *Plasmodium*.

Das Problem Malaria wurde von Ronald Ross (1857–1932) geknackt, einem Mitglied der Indian Medical Society. 1894 deutete Manson seinem jüngeren Kollegen gegenüber an, sie werde von Mückenstichen übertragen; mit dieser Hypothese machte sich Ross an die Arbeit. Während er frühere Untersuchungen des französischen Mikrobiologen Charles Laveran wiederholte, entdeckte er den Malariaparasiten im Magen von Anophelesmücken, die Malariapatienten gestochen hatten. Dann wies er nach, daß die Mücke ein für die Übertragung notwendiger Träger war, indem er die Beziehung zwischen dem *Plasmodium*-Lebenszyklus und der Krankheit erhellte (vgl. Kapitel 1). Unabhängig von Ross führte der Italiener Giovanni Grassi Malaria auf Mücken zurück, doch der Nobelpreis von 1901 wurde nur Ross zugesprochen.

Auch andere Krankheiten ließen sich mit diesem parasitologischen Modell erklären. Die schockierende Anzahl Gelbfieberopfer im Spanisch-Amerikanischen Krieg in Kuba (1898–1901) führte zur Schaffung der US Army Yellow Fever Commission, angeführt von Walter Reed von der Johns Hopkins University und James Carroll vom US Army Medical Corps. Ein Arzt aus Havanna, Carlos Finlay, hatte zuvor schon eine Gelbfiebertheorie aufgestellt, die sich auf Experimente stützte, in denen gesunde Freiwillige von Mücken gestochen wurden, die zuvor Blut von Gelbfieberpatienten gesogen hatten; erwartungsgemäß erkrankten die Freiwilligen. Die Amerikaner bewiesen Finlays Theorie, allerdings mit einer anderen Mücke, *Aedes aegypti*. In Havanna wurde darauf erfolgreich ein Mückenausrottungsprogramm durchgeführt. In der Panamakanalzone wurde eine ähnliche Strategie verfolgt, nachdem die Pläne der

Franzosen, einen Kanal zu bauen, von einer erschrekkenden Gelbfiebersterblichkeit vereitelt worden waren. Die mückenbedingten Krankheiten wurden weiter massiv zurückgedrängt, indem Sümpfe entwässert und stehende Gewässer eliminiert wurden, so daß dem Kanalbau von 1904 bis 1914 endlich nichts mehr im Wege stand – ein großer öffentlicher Triumph der Medizinwissenschaft.

Solche Siege hinterließen allerdings ein zweifelhaftes Erbe. Sie förderten den arroganten Glauben, die Gesundheitsprobleme der Tropen ließen sich mit einer Dosis westlicher medizinisch-wissenschaftlicher Intervention leicht lösen. Das Versagen verschiedener Kampagnen zur Ausrottung der Malaria (unter anderem) im zwanzigsten Jahrhundert zeugt von diesem Irrglauben. Viel zu oft erweisen sich die Methoden der Medizin als völlig ungeeignet für die Bedürfnisse der dritten Welt.

Das zwanzigste Jahrhundert brachte zahllose Durchbrüche in Biologie, Chemie, Physiologie, aber auch eine Masse neuer Spezialgebiete, alle unter dem Dach der Medizinwissenschaft. Aber es gab keinen Königsweg zum Erfolg. Einige Entwicklungen waren einfach glücklichen Zufällen zu verdanken (als Beispiel sei Penicillin genannt), andere waren die Frucht unermüdlicher Forschung: Paul Ehrlich zum Beispiel überprüfte mehr als 600 Arsenverbindungen, bis er schließlich auf Salvarsan (vgl. Kapitel 5) als Mittel gegen die Syphilis stieß. Verschiedene Disziplinen arbeiteten in oft unvorhersehbarer Weise zusammen und gewannen überraschende Erkenntnisse über die Funktionsweise des Körpers und seiner Krankheiten. Sowohl was die Anzahl als auch die Vielfalt angeht, waren die medizinischen Triumphe des zwanzigsten Jahrhunderts beispiellos, die spektakulären Veränderungen in der praktischen Medizin ungezählt. Sie können an dieser Stelle nicht alle aufgezählt werden, doch einige der wichtigsten seien erwähnt.

Die von Pasteur und Koch initiierte mikrobiologische Revolution rief die neue Schlüsselwissenschaft der Immunologie ins Leben. Was erklärt die Resistenz, sei sie natürlich oder künstlich, eines Wirts? Wie kann die Medizin davon profitieren? Der Franzose hatte bereits auf ernährungsrelevante Faktoren der Immunität hingewiesen, doch er war mehr an der Entwicklung von Vakzinen als an Immuntheorie interessiert. 1884 beobachtete der Russe Elie Metschnikoff ein Phänomen, das er »Phagozytose« (Zellfraß) nannte: Amöbenähnliche Zellen in niedrigen Organismen hatten offenbar die Fähigkeit, fremde Substanzen aufzunehmen. Waren diese Zellen womöglich mit den Eiterzellen in höheren Organismen verwandt? Mikroskopuntersuchungen von Tieren, die mit Milzbrand und anderen Erregern infiziert waren, zeigten weiße Blutkörperchen, die diese Krankheitszellen anscheinend angriffen und verdauten – wie eine Armee, die gegen die Infektion kämpft.

Metschnikoffs Theorie von Antigenen, Antikörpern und Resistenz überzeugte die französischen Wissenschaftler, doch die deutschen Forscher stellten (fast erwartungsgemäß) eine Gegenthese in den Raum: Chemotherapie. Emil von Behring und Paul Ehrlich vertraten die Ansicht, daß der Immunkrieg weniger von den weißen Blutkörperchen als vielmehr von Blutserum geführt wurde. Zusammen mit dem japanischen Forscher Shibasaburo Kitasato verkündete von Behring 1890, daß das Blutserum eines Tieres, das durch Injektion des entsprechenden Toxins gegen Tetanus oder Diphtherie immun geworden war, ein anderes Tier vor einer ansonsten tödlichen Dosis des Bazillus schützen konnte. Diese Behandlung wurde als »Serumtherapie« bekannt und hatte einigen Erfolg, so daß Antitoxine für Tetanus und Diphtherie, Lungenentzündung, Pest und Cholera in Produktion gingen.

Viele Aspekte der Immunreaktion blieben unverständlich. Erst die Arbeiten des Australiers Frank MacFarlane Burnet und anderer Immunologen in den 1950er und 1960er Jahren erhellten die Funktionsweise der Produktion von Antikörpern im menschlichen Körper in einer Synthese, die die Einheit des Nerven- und Endokrinsystems mit dem Immunsystem darlegte. Diese Wissenschaft erlangte in den 1980er Jahren mit dem Aufkommen von Aids öffentliche Aufmerksamkeit, einer Krankheit, die das Immunsystem zerstört.

Die Fragen nach Anfälligkeit und Resistenz waren natürlich auch für das Verständnis der Beziehungen zwischen Nahrung und Krankheit von Bedeutung. Das alte Problem des Skorbut auf hoher See hatte Vermutungen über einen Zusammenhang zwischen Krankheit und Ernährung geweckt. Schon 1747 führte James Lind, Arzt am Royal Naval Hospital in Haslar, den ersten klassischen therapeutischen Versuch durch. Er teilte ein Dutzend Skorbutpatienten in sechs Gruppen zu zweien auf und behandelte jedes Paar auf eine andere Art. Jene, die zwei Orangen und eine Zitrone pro Tag erhielten, erholten sich am besten. Linds Arbeit brachte die Admiralität dazu, die Flotte mit Zitronensaft zu versorgen, was dazu führte, daß die britische Flotte während der Napoleonischen Kriege weit weniger unter Skorbut litt als die französische.

Die weiter oben diskutierten Forschungen von Liebigs stellten die organische Chemie der Ernährung und Verdauung auf eine neue Basis. Die Untersuchungen zur Verwandlung von Nahrung in Energie etablierten die Idee einer ausgewogenen Ernährung. Ein neues Konzept, das über den erwiesenen Zusammenhang zwischen Krankheit und Verhungern hinausging, kam um 1900 zum Vorschein: Mangelerkrankungen, also die Idee, daß eine gesunde Ernährung ganz spezifische chemische Komponenten forderte. Entscheidend waren Christiaan Eijkmans Untersuchungen über Beriberi (mit ihren klassischen Symptomen der Muskelschwäche und Wassersucht), die ihn zur Formulierung des Konzepts der »essentiellen Nahrungsbestandteile« führte, was ungefähr den vom Chemiker Casimir Funk 1912 so genannten »Vitaminen« entsprach. Mit Hilfe klinischer Versuche an Gefängnisinsassen auf Java, damals einer holländischen Provinz, bewies Eijkman, daß die Substanz (die wir heute als Vitamin A kennen), die gegen Beriberi schützt, in der Schale des Reiskorns enthalten ist – und beim Polieren des Reises für die Zubereitung entfernt wird.

Eijkmans Ideen wurden vom Biochemiker Frederick Gowland Hopkins (1861–1947) in Cambridge übernommen, der entdeckte, daß der Körper winzige Mengen zusätzlicher Nahrungsstoffe benötigte, um Proteine umwandeln zu können. Die weitere Forschung beschäftigte sich mit der speziellen Funktion bestimmter Vitamine. Albert von Szent-Györgi isolierte Vitamin C, das als jenes Element im Zitronensaft erkannt wurde, das gegen Skorbut schützt. Das Modell der Mangelerkrankung erwies sich als äußerst fruchtbar. 1914 wies Dr. Joseph Goldberger vom US Public Health Service nach, daß Pellagra mit dem typischen Symptom des Blähbauchs nicht auf eine Infektion, sondern auf Mangelernährung zurückzuführen war.

Das Studium der Ernährung war eine Fortsetzung der Erforschung der inneren Umgebung, die Claude Bernard begonnen hatte. Dasselbe traf auf die Endokrinologie zu, die Erforschung der inneren Sekretion. Eine der Früchte des energischen Programms zur Erforschung der Proteine und Enzyme, das William Bayliss und Ernest Starling um 1900 am University College London verfolgten, war das zentrale Konzept der Hormone (griechisch: »ich errege«). Es verwies auf ein neues Forschungsgebiet: das Studium der regulierenden chemischen Signalstoffe, die im Blut von einem bestimmten Organ (innersekretorischen oder endokrinen Drüsen) zu anderen Teilen des Körpers unterwegs waren.

Die Schilddrüse, die Bauchspeicheldrüse, die Geschlechtsdrüsen und die Nebennieren wurden alle als endokrine Drüsen und essentielle Gesundheitsregler erkannt. Nachdem einmal entdeckt war, daß die Langerhans-Inseln in der Bauchspeicheldrüse eine Substanz absonderten, die den Blutzuckerspiegel reguliert, wurde klar, daß Diabetes, damals noch eine tödlich verlaufende Krankheit , eine Hormonmangelerkrankung war. Das Rennen um die Extrahierung dieser aktiven Substanz machten zwei kanadische Forscher, Frederick Banting und Charles Best. Am 11. Januar 1922 gaben sie einem vierzehnjährigen Jungen, der unheilbar an Diabetes erkrankt war, die erste Insulinspritze; sein Blutzuckerspiegel fiel fast augenblicklich. Damit konnte eine lebensbedrohliche Krankheit kontrolliert, wenn auch nicht geheilt werden.

Weitere endokrinologische Studien führten zur Isolierung des Geschlechtshormons Östrogen. In den 1930er Jahren war die Familie der Östrogene bekannt, genauso wie das männliche Geschlechtshormon Testosteron. Zwanzig Jahre später entwickelten Gregory Pincus und Carl Djerassi auf der Basis dieser Entdeckungen ein orales Verhütungsmittel für Frauen: Die 1959 lancierte Pille war das erste vollwirksame Verhütungsmittel und läutete eine neue Ära von Lifestyle-Medikamenten ein, die nicht Krankheiten bekämpfen, sondern das Leben verbessern helfen sollten. Viagra (1998) zur Behandlung der männlichen Impotenz ist ein anderes solches Mittel.

Auch die experimentelle Neurophysiologie machte im neunzehnten Jahrhundert große Fortschritte. So untersuchte der englische Wissenschaftler Charles Sherrington die Funktionsweise von Hirnzellen und entdeckte, daß zwischen benachbarten Neuronen eine Barriere (die Synapse) liegt, die Impulse weitergibt. Aber wie genau wurden diese Signale von Nerv zu Nerv und durch die Synapsen an ihr Ziel übertragen?

Untersuchungen zeigten, daß sowohl chemische wie elektrische Vorgänge im Spiel waren. 1914 entdeckte der englische Physiologe Henry Dale eine Chemikalie im Mutterkorn – er nannte sie »Acetylcholin« –, die Nervenimpulse durch eine bestimmte Art von Synapsen übermittelte; der erste Neurotransmitter war identifiziert.

Sieben Jahre später zeigte der deutsche Physiologe Otto Loewi, daß das Herz bei einer Stimulation das Enzym Cholinesterase ausschüttet, ein chemischer Hemmstoff, der den Stimulus zur Acetylcholinausschüttung stoppt. Zahlreiche weitere chemische Agenzien im Nervensystem wurden entdeckt, darunter das vom Harvardphysiologen Walter Cannon identifizierte Adrenalin, später Noradrenalin, Dopamin und Serotonin. Das so offengelegte Muster von Transmitter- und Hemmstoffen ermöglichte die Kontrolle oder Korrektur neurophysiologischer und sogar psychischer Störungen, während die lähmende Wirkung von Tetanus und Botulismus endlich erklärt werden konnte.

Auch das Parkinson-Syndrom, eine degenerative Nervenkrankheit, war geheimnisvoll und unbehandelbar, bis man es mit einer chemischen Übertragung im Nervensystem in Verbindung bringen konnte. In den 1960er Jahren erkannte man, daß es mit L-Dopa, einem Medikament, das die Dopaminproduktion im Zentralnervensystem stimuliert, gelindert werden konnte. Die Neurotransmitterforschung hat so zu verschiedenen Behandlungsmethoden geführt. Das 1987 eingeführte Prozac wurde als Antidepressivum verschrieben, da es den Serotoningehalt erhöht und ein gutes Gefühl von Sicherheit und Selbstbewußtsein erzeugt. Innerhalb von nur fünf Jahren hatten acht Millionen Betroffene dieses Designermedikament genommen, von dem gesagt wurde, man fühle sich dank ihm »besser als gut«. Einmal mehr brachte die biologische Grundlagenforschung eine reiche praktisch-medizinische Ernte ein.

Die Genetik nimmt unter den vielen anderen Gebieten der biomedizinischen Forschung wohl eine Sonderstellung ein. Die Theorie der Evolution durch natürliche Auslese in *The Origin of Species* (1859; *Die Entstehung der Arten*) betonte die Rolle der Vererbung in der menschlichen Entwicklung und bei Krankheiten. Doch Darwin zögerte angesichts von zwei alternativen Vererbungstheorien; die falschen Fährten der Degenerationstheorie und der Eugenik (vgl. Kapitel 8) hatten fatale Folgen gezeigt, bevor die Genetik auf eine solide Basis gestellt wurde.

Der entscheidende Durchbruch in der Medizin gelang 1953, als Francis Crick und James Watson die Doppelhelixstruktur der DNA (Desoxyribonukleinsäure – der Baustein allen Lebens) entdeckten. Das Knakken des genetischen Codes führte zum Human Genome Project mit dem Ziel, das gesamte genetische Material des Menschen in einem ultimativen Buch des Menschen offenzulegen. In der Zwischenzeit wiesen klinische Studien in Verbindung mit Experimenten im Labor nach, daß Krankheiten wie Zystische Fibrose und Chorea Huntington genetische Ursachen haben. (Chorea Huntington war zwar schon 1872 vom amerikanischen Arzt George Huntington erkannt, aber nicht erklärt worden.)

Die Genetik birgt ein dreifaches Versprechen für Kranke. Gentechnologie (Biotechnologie) dient der Entwicklung neuer Medikamente, beispielsweise menschlichen Insulins. Gentests können gewisse Krankheiten wie Zystische Fibrose oder Chorea Huntington erkennen. Die Gentherapie schließlich wird in Zukunft vielleicht fehlerhafte Gene eliminieren können. Ärzte hoffen, indem sie eine normale Kopie eines fehlerhaften Gens in eine Zelle einsetzen, eine korrekte statt einer gestörten genetischen Botschaft zu erzeugen und dadurch genetisch bedingte Krankheiten heilen zu können. Die Meinungen bleiben allerdings geteilt, wie derart weitverbreitete, rätselhafte und schreckliche Krankheiten wie Krebs oder Schizophrenie von Genetikern verstanden und mit Hilfe der Gentechnologie geheilt werden können. Heikle Themen wie die Patentierung von Genen und das Klonen von Menschen zeigen, daß die Öffentlichkeit zu Recht besorgt ist, was die Gentechnologie und die mit ihr verbundenen Mißbrauchsrisiken – oder wenigstens den voreiligen Einsatz neuer biomedizinischer Möglichkeiten – angeht.

Der hippokratische Arzt versprach, seine Kräfte »nicht zum Schaden« des Menschen einzusetzen. Dank der im Labor möglich gewordenen Experimente entwickelte die moderne Medizin promethische Visionen: Es gab kein verbotenes Wissen mehr, in ihrem mechanistischen Modell wurde alles möglich. Aber die Macht, Gutes zu tun, ist ein zweischneidiges Schwert. Man fürchtet heute, daß sich die Mentalität durchsetzen wird, alles zu verwirklichen, was möglich ist, sowohl in der Pionierforschung wie in der klinischen Medizin und der

Chirurgie – und zwar ungeachtet irgendwelcher ethischer Verantwortung. Das biomedizinische Modell kann kurzsichtig sein und auf mikroskopischer Ebene nach Krankheit forschen, dabei aber den größeren Zusammenhang von Bevölkerung, Umwelt und Gesundheit außer acht lassen.

5 Behandlungsmethoden

> Weg mit dem Opium ...; weg mit manchen Spezifika ...; weg mit dem Wein, denn der ist ein Lebensmittel, und weg mit den Dämpfen, die das Wunder der Anästhesie bewirken. Ich bin der festen Überzeugung, daß die Menschheit um vieles besser dran wäre – die Fische allerdings um vieles schlechter –, wenn man die gesamte heute gebräuchliche Materia medica auf dem Boden des Meeres versenken könnte.
>
> Oliver Wendell Holmes, *Medical Essays (1891)*

Die systematischen Laboruntersuchungen des neunzehnten Jahrhunderts waren ein Nährboden für die neue Wissenschaft der Biomedizin und erwiesen sich als Schmelztiegel für spektakuläre pharmazeutische Entwicklungen. Das war deshalb von besonderer Bedeutung, weil die Therapeutik, wie wir in Kapitel 2 gesehen haben, hinter anderen Bereichen der Medizin hinterherhinkte und zu einem fatalen »therapeutischen Nihilismus« führte.

Seit jeher bediente sich sowohl die häusliche als auch die professionelle Medizin eines Arsenals pflanzlicher Heilmittel – Blätter, Wurzeln und Rinden, gemahlen, eingelegt, als Sud usw. Der ägyptische Papyrus Ebers beispielsweise empfiehlt: »Um Entzündungen der Augen zu vertreiben, mahle man die Stengel des Wacholders von Byblos, lege sie in Wasser ein und behandle damit die Augen des Kranken, der schnell geheilt werden wird.« Die Griechen Theophrast (4. Jh. v. Chr.) und Dioskurides (1. Jh. n. Chr.) trugen Kräuterbücher und Aufstellungen von *Materia medica* (Arzneimittelbücher) zusammen, die sich mit Gewürzen wie Safran, mit Ölen und Salben, Büschen und Bäumen befaßten. Die arabische Medizin fügte weitere Zubereitungen hinzu. Die medizinische Formelsammlung von al-Kindī (um 800–870) etwa enthielt viele persische, indische und orientalische Medikamente, die den Griechen noch völlig unbekannt waren, darunter Kampfer, Cassia, Sennesblätter, Muskatnuß und -blüten, Tamarinde und Manna. Diese fanden Aufnahme in die westliche Medizin.

Die Entdeckung der Neuen Welt brachte weitere Arzneien, insbesondere *Cinchona* gegen Malaria; auch bekannt unter dem Namen Chinarinde, bildete es die Basis von Chinin. In einem Zeitalter, in dem die meisten Heilmittel einfache Pflanzenpräparate waren, widmete sich der Rebell Paracelsus mineralischen und metallischen Arzneien – Quecksilber wurde das Standardmittel bei Syphilis – und proklamierte die Doktrin der spezifischen Mittel gegen spezifische Krankheiten. Mit Blick auf die Rinde wartete auch Thomas Sydenham (1624–1689), der sogenannte »englische Hippokrates«, auf den Tag, da jede Krankheit ihr eigenes Heilmittel bekam.

Gelegentlich stolperte einer über ein neues Medikament, wie etwa der Reverend Edmund Stone, als er im achtzehnten Jahrhundert die Rinde der Silberweide als Fiebermittel pries und so eine Vorstufe von Aspirin entdeckte. Offizielle Arzneibücher jedoch blieben lange Zeit peinliche Sammelsurien weitgehend nutzloser Arzneien, in denen Relikte von Zaubermitteln wie dem

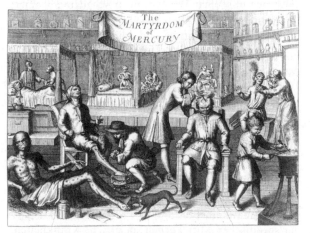

25 Syphilispatienten werden mit Quecksilber behandelt.
John Sintelaer, 1709.

Bezoar zu finden waren, jenen steinigen Verwachsungen im Magen von Wiederkäuern, denen eine antitoxische Wirkung nachgesagt wurde. Wie wir in Kapitel 2 gesehen haben, war Samuel Hahnemann, der Begründer der Homöopathie, als einer von vielen davon überzeugt, daß die traditionelle Polypharmazie (eine Vielzahl von Arzneien in großen Mengen) mehr schadete als nützte.

Man darf aber nicht vergessen, daß Medikamente in der Humoralmedizin keine entscheidende Rolle im Heilungsprozeß spielten; nur Quacksalber vertrauten auf Wundermittel. Die traditionellen Behandlungsmethoden waren zahlreich und reichten von der Veränderung des Speiseplans und der Umgebung (zum Beispiel gesundheitsfördernde Reisen) bis zu weisen Ratschlägen. Ein gutes Medikament sollte weniger eine Krankheit unterdrücken als die Heilkräfte der Natur unterstützen und mittels Entschlackung, Schwitzen und Blutreinigung das Gleichgewicht des Systems wiederherstellen.

Im neunzehnten Jahrhundert jedoch begann sich das Studium der *Materia medica* langsam und ungleichmäßig in Richtung der laborgestützten Pharmakologie zu entwickeln, wo Medikamente zu Fließbandprodukten wurden. Gewöhnliche Pflanzenmedikamente wie zum Beispiel Opium wurden zuerst in Frankreich und später in Deutschland einer systematischen chemischen Analyse unterzogen. Das Resultat war unter anderem die Synthese von Kodein, Nikotin, Koffein, Morphium und später auch Kokain. Die Möglichkeit, solche Chemikalien kontrolliert in gleichmäßiger Konzentration herzustellen, war für die Massenproduktion und den Verkauf von Medikamenten entscheidend.

Als die boomende chemische Industrie in der Herstellung von Pillen riesige Profite witterte, wurde das Verhältnis zwischen Forschung und Produktion zunehmend symbiotisch. Vor allem in Deutschland begannen Pharmaunternehmen und die akademische Pharmakologie Hand in Hand zu arbeiten, was die Gründung von bedeutenden Forschungsinstituten zur Folge hatte. Seit Beginn des zwanzigsten Jahrhunderts machten Firmen die Entwicklungen der Labors zu Geld – so etwa Bayer im Fall von Aspirin. Eine Firma wie Burroughs-Wellcome in England finanzierte Labors, um die Pharmakologie wissenschaftlicher zu gestalten und um neue Therapieformen zu erforschen.

Der Doyen der Forscher im frühen zwanzigsten Jahrhundert war Paul Ehrlich (1854–1915), seit 1899 Direktor des Königlich-Preußischen Instituts für Experimentelle Therapie in Frankfurt am Main. Ehrlich hatte die Idee, die (bakteriologische) Theorie der natürlichen Antikörper zur Herstellung von synthetischen Medikamenten nutzbar zu machen. Sein Beitrag zur Immunitätsdebatte war das Modell der Seitenketten (oder chemischen Affinität). Dieses basierte auf der Annahme, daß ein Antikörper im Blut, der als Reaktion auf das Eindringen eines feindlichen Mikroorganismus gebildet wurde, spezifisch diesen Organismus bekämpfte und abtötete, für den Wirt aber unschädlich war. Als Naturprodukt waren diese Antikörper wahre Zauberkugeln, die zielgenau ihr Opfer trafen, und sonst nichts. Es galt also, chemische Äquivalente zu finden, die für einen bestimmten Organismus tödlich, für den Wirt aber ungiftig waren. Die Aufgabe der Chemotherapie lag in der

Entdeckung synthetischer chemischer Substanzen, die ausschließlich gegen krankheitserregende Mikroorganismen wirkten.

Ehrlich wandte sich der gefürchteten Syphilis zu. 1905 gelang es, den verantwortlichen Parasiten, einen spiralförmigen, fadenähnlichen Einzeller (*Spirochaeta pallida*, später in *Treponema pallidum* umbenannt), aus einer Wunde zu isolieren. Diagnostische Untersuchungen wurden 1906 dank August von Wassermanns berühmten Bluttests möglich. Auf der Suche nach einer chemischen Behandlung testete Ehrlich über 600 Arsenverbindungen, bevor er schließlich die Nummer 606 patentieren ließ. Drei Jahre später waren bereits etwa 10000 Syphilitiker mit dem inzwischen Salvarsan genannten Mittel geheilt worden.

Sollten ähnliche chemische Zauberkugeln für andere Krankheiten bald folgen? Ehrlichs diesbezügliche Hoffnungen zerschlugen sich. Hunderte von Verbindungen – darunter einige neue synthetische Farbstoffe, die wegen ihrer spezifischen Eigenschaften bei der Verbindung mit Organen interessant waren –, wurden gegen gewöhnliche bakterielle Krankheiten ausprobiert, doch ohne Erfolg. Es schien, als würde die Chemotherapie ein unerfüllbarer Traum bleiben. Die Situation änderte sich jedoch mit den Experimenten, die der Deutsche Gerhard Domagk, Forschungsdirektor bei Bayer, im Jahr 1935 mit Prontosil durchführte.

Wie Ehrlich suchte Domagk nach chemischen Heilmitteln und entdeckte, daß der leuchtend rote Farbstoff Prontosilrot Mäuse, denen eine tödliche Dosis Streptokokken injiziert worden waren, heilte. Darauf behandelte er erfolgreich die Wundrose (Erysipel) seiner Tochter. Wissenschaftler am Institut Pasteur in Paris fanden den Wirkstoff Sulfanilamid in Prontosil, der für die bakteriostatische Wirkung verantwortlich war; das Mittel tötete Bakterien nicht ab, sondern verhinderte ihre Vermehrung im Wirt und ermöglichte es dessen Immunsystem, sie zu zerstören.

Das neue Medikament ging in Produktion und war, weil es nicht patentiert werden konnte (Prontosil bestand im wesentlichen aus Sulfonamid, das schon 1907 synthetisiert worden war), bald weit verbreitet und günstig erhältlich. Leonard Colebrook am Queen Charlotte's Maternity Hospital setzte es gegen das gefürchtete Kindbettfieber ein und senkte die Sterblichkeit von 20 auf 4,7 Prozent. Für ihn war es ein »Wundermittel«, das endlich Semmelweis' Traum erfüllte (vgl. Kapitel 6).

Sulfanilamid war zwar gegen Streptokokken wirksam, richtete aber gegen Pneumokokken kaum etwas aus, weshalb Wissenschaftler begannen, nach anderen »Sulfa«-Mitteln zu suchen. 1938 entwickelte ein Team der britischen Firma May and Baker den Stoff M&B 693, der sehr effektiv gegen Pneumokokken wirkte und sogar noch besser als Sulfanilamid gegen Streptokokken. Diese beiden Sulfa-Medikamente unterdrückten die Erreger bei Erysipel (Wundrose), Mastoiditis, Hirnhautentzündung und einigen Krankheiten der Harn- und Geschlechtsorgane; Sulfanilamid etwa heilte eine Gonorrhö in gerade mal fünf Tagen.

Die Bakteriologie nach Pasteur hatte inzwischen Möglichkeiten zur *biologischen* (im Gegensatz zur *chemi-*

schen) Bekämpfung von Bakterien geschaffen. Volksweisheiten – etwa die Anwendung von schimmligem Brot bei Schnittwunden – deuteten darauf hin, daß Pilze antibakteriell wirkten, doch erst Pasteur machte 1877 die erste konkrete Beobachtung eines antibakteriellen Vorgangs: Während sich Milzbrandbazillen in sterilem Urin schnell vermehrten, stoppte die Zugabe gewöhnlicher Bakterien ihre Entwicklung.

Der Zustand, in dem »ein Geschöpf das Leben eines anderen zerstört, um sein eigenes zu bewahren«, wurde Antibiose genannt, und das Wort »antibiotisch« (lebenszerstörend) wurde von dem in den USA tätigen russischstämmigen Bodenmikrobiologen Selman Waksman (1888–1973) geprägt. Das erste solche Antibiotikum war Penicillin, ein natürliches Produkt des Schimmelpilzes *Penicillium*, entdeckt von Alexander Fleming, einem schottischen Bakteriologen am St. Mary's Hospital in London.

Während des Ersten Weltkriegs hatte Fleming an der Infektionsabwehr gearbeitet und war zum Schluß gekommen, daß die scharfen chemischen Antiseptika, die man zur Wundreinigung benützte, die körpereigene Abwehr schwächten. Dies führte 1922 zur Entdeckung des antibakteriellen Enzyms Lysozym, einem Bestandteil von Tränenflüssigkeit und Schleimhautsekreten.

Die Identifizierung von Penicillin erfolgte sechs Jahre später, im August 1928. Fleming hatte mit Staphylokokken gearbeitet, die für Furunkel, Lungenentzündung und Blutvergiftung verantwortlich waren. Als er von einem Urlaub zurückkehrte, entdeckte er auf einer Staphylokokkenkultur, die er in einer Petrischale zurückgelassen hatte, einen Schimmelpilz, der die Bakterienkultur offenbar zerstört hatte. Er identifizierte ihn als *Penicillium rubrum* (es war allerdings *Penicillium notatum*). Während Penicillin nicht nur Staphylokokken, sondern auch Streptokokken, Gonokokken, Meningokokken und Pneumokokken – also die meisten gefährlichen Bakterien – zerstörte, hatte es auf gesunde Gewebe keine toxische Wirkung und behinderte die leukozytischen (von weißen Blutkörperchen ausgehenden) Abwehrfunktionen nicht. Allerdings war es schwer zu produzieren und höchst instabil, so daß Fleming nichts unternahm und die Fachwelt keine Notiz nahm.

Zehn Jahre später startete ein Team von Wissenschaftlern in Oxford ein Projekt zur Erforschung von Antagonismen bei Mikroorganismen und züchtete *Penicillium notatum*. Dem von dem Australier Howard Florey angeführten Team gehörte auch Ernst Chain an, der vor den Nazis geflüchtet war. Am 25. Mai 1940 inokulierten sie acht Mäuse mit tödlichen Streptokokkendosen und gaben vieren davon Penicillin. Am nächsten Morgen waren alle nicht behandelten Mäuse verendet.

Florey erkannte das Potential des Stoffes und testete ihn an menschlichen Patienten, mit vielversprechenden Resultaten. Er trat an verschiedene britische Pharmaunternehmen heran, doch waren diese mit Kriegsaufgaben zu beschäftigt. Er ging im Juli 1941 in die USA, um dort das Medikament schleunigst produzieren zu lassen. Im Mai 1943 testete er es an Kriegsverwundeten in Nordafrika – mit phänomenalem Erfolg. Innerhalb eines Jahres war genügend Penicillin vorhanden, um alle alliierten Soldaten zu behandeln. Es erwies sich als außerordentlich wirksam gegen Pneumokokken, Gonokokken, Meningokokken und die Bazillen von Milzbrand, Tetanus und Syphilis. Es war das erste wirksame Medikament gegen Lungenentzündung. 1945 wurde Fleming, Florey und Chain gemeinsam der Nobelpreis für die Entdeckung dieses Wundermittels zuerkannt.

Es folgten weitere Antibiotika. 1940 isolierte Waksman ein von Pilzen gebildetes Antibiotikum namens Actinomycin. Dieses war zwar für Bakterien tödlich, gleichzeitig aber derart toxisch, daß es nicht klinisch getestet wurde. Aber es bewies ihm, daß er auf der richtigen Spur war. 1944 stieß er auf einen anderen Pilz, von dem er das Antibiotikum Streptomycin isolierte, das sich als wirksam gegen den Tuberkelbazillus erwies und nur schwach toxisch war.

Die Anwendung von Streptomycin führte allerdings rasch zur Entwicklung von Resistenzen, und man erkannte, daß es kombiniert mit Paraaminosalicylsäure (PAS) stärker gegen Tuberkulose wirkte. 1950 begann eine Testreihe mit einem weiteren Anti-TB-Agens, dem Isoniazid. Ähnlich wie bei Streptomyacin bestand die Gefahr der Resistenzbildung, doch das Problem konnte durch die Kombination dieser drei Tuberkulostatika zu einem einzigen Therapiepaket minimiert werden. Die »Weiße Pest« war bereits im Rückgang begriffen, die Antibiotika versetzten ihr den *coup de grâce*.

Die so lange herbeigesehnte therapeutische Revolution war nun in die Tat umgesetzt. Mannigfaltige neue Medikamente wurden in den 1950er Jahren entwickelt, namentlich Kortison, das bei Gelenkrheumatismus und anderen entzündlichen Krankheiten unverzichtbar geworden ist, und die ersten wirksamen psychopharmakologischen Mittel – Lithium, das bei manisch-depressiven Erkrankungen, und Chlorpromazin (Largactil), das bei Schizophrenie angewendet wird.

Antibiotika waren unwirksam gegen Viren wie etwa Grippeviren, doch tauchten neue antivirale Impfungen auf, besonders gegen Poliomyelitis epidemica (Kinderlähmung oder kurz Polio). Nach einer intensiven Rivalität zwischen Jonas Salk und Albert Sabin in der Frage, ob »abgetötete« oder »lebende« Viren für die Impfung zu verwenden seien, wurde die Polioimpfung 1955 in den USA eingeführt. Eine Schlüsselrolle im Kampf gegen Viruserkrankungen spielte ein weiterer Amerikaner, John Enders, der die im Jahr 1963 zugelassene Masernimpfung entwickelte.

Antivirale Medikamente waren äußerst schwierig herzustellen. Erst die 1970er Jahre brachten Fortschritte, zunächst mit Aciclovir (das gegen Bläschenausschlag und Gürtelrose wirkt). Viele Viren wie Influenza oder HIV schlagen den Forschern immer wieder neue Schnippchen, weil sie so schnell mutieren.

Während die Arzneimittelbücher vor 1900 bestenfalls Placebos aufführten, so hatten die Labors des zwanzigsten Jahrhunderts bis in die 1960er Jahre eine enorme Fülle an wirksamen Medikamenten entwickelt: Antibiotika, Antihypertensiva (Beta-Blocker) gegen Schlaganfälle, Antikoagulanzien, Antiarrhythmika, Antihistaminika, Antidepressiva und Antikonvulsiva, Steroide wie Kortison gegen Arthritis, Bronchodilatoren, Mittel gegen Geschwüre, Hormonregulatoren, zytotoxische Präparate gegen Krebs und viele mehr. Man schien kurz davor, Sydenhams Traum einer eigenen Pille für jede Krankheit (»a pill for every ill«) zu verwirklichen.

Doch dieses Goldene Zeitalter hatte auch seine Katastrophen. Eingeführt als »sicheres« Schlafmittel, mußte Thalidomid 1961 – zu spät – zurückgezogen werden, nachdem es bei über 10000 Neugeborenen furchtbare Geburtsfehler verursacht hatte. (Das bekannteste Thalidomid-Präparat war Contergan. A. d. Ü.) Daß der deutsche Hersteller Warnungen über die gefährlichen Nebenwirkungen in den Wind schlug, machte die Sache noch schlimmer. Es kamen noch weitere Tragödien und Skandale ans Licht. Seit den 1940er Jahren wurde Frauen das synthetische Östrogen Diethylstilbestrol (DES) zur Verhinderung von Fehlgeburten verabreicht. In den USA wurde es als »Pille danach« sogar nach 1971 noch verschrieben, nachdem bereits bekannt war, daß es bei »DES-Töchtern« (Frauen, deren Mütter DES eingenommen hatten) zu Problemen bei der Fortpflanzung – bis hin zu einer bestimmten Form von Vaginalkrebs – kommen konnte. Nur aufgrund solcher Tragödien wurden schließlich strenge Zulassungsbestimmungen und Gesetze erlassen, die rigorose klinische Tests über Wirksamkeit und Sicherheit vorschreiben. Einige behaupten, diese konsequente Überregulierung verhindere heute bedeutende Neuentwicklungen.

Welches auch immer die Gründe sein mögen: Die vergangenen Jahrzehnte haben keine vergleichbaren Wunderheilmittel mehr hervorgebracht, wie frühere Generationen sie gesehen haben. Viele neue Medikamente sind nur Präparate mit geringfügigen Abweichungen von bereits existierenden Mitteln, die man auf den Markt wirft, um einem rivalisierenden Hersteller einen Teil eben dieses Marktes zu entreißen. Beunruhigender ist der Mißbrauch von Antibiotika, der zur Entwicklung von wirkstoffresistenten Formen der Tuberkulose (die seit den 1980er Jahren wieder auf dem Vormarsch ist) und anderen Infektionskrankheiten führt, was besonders bei Aids-Patienten mit geschwächtem Immunsystem fatale Folgen haben kann. Mißbrauch und Abhängigkeit sind bei weitem nicht nur auf illegale Drogen beschränkt und stellen ein drängendes Problem für Medizin und Gesellschaft dar.

6 Chirurgie

> Wer Chirurg werden will, soll in den Krieg ziehen.
>
> *Hippokrates*

Die Chirurgie ist so alt wie die Zivilisation, denn urzeitliche Schädelfunde zeigen, daß Trepanationen schon um 5000 v. Chr. vorgenommen wurden. Operateure verwendeten Schneidewerkzeuge aus Stein, um Teile des Schädels zu entfernen und den Patienten von den Qualen des »Teufels« zu befreien. Auch Knochen wurden schon gerichtet, und altägyptische Papyri aus dem zweiten vorchristlichen Jahrhundert beschreiben ziemlich raffinierte Operationen zur Behandlung von Abszessen, kleineren Tumoren und Ohren-, Augen- und Gebißbeschwerden.

Bereits in frühen Zeiten stachen indische Heiler den Grauen Star. Dabei führten sie vor der getrübten Linse ein dünnes Messer in das Auge ein und drückten die Linse in den unteren Teil des Glaskörpers, wo sie die Sicht nicht mehr beeinträchtigen konnte. Ayurvedische Heiler praktizierten sogar wiederherstellende Chirurgie, besonders die Neuformung beschädigter Nasen (Rhinoplastik). Dabei schnitten sie einen blattförmigen Hautlappen aus der Stirn, ohne den der Nasenwurzel am nächsten gelegenen Teil zu durchtrennen.

Auch der hippokratische *Corpus*, obwohl primär mit der Physis befaßt, enthält eine Abhandlung zur Wundversorgung. Brüche sollten gerichtet (ein Glied in seine natürliche Position gebracht) und mit Schienen und Verbänden ruhiggestellt werden; das Skalpell war

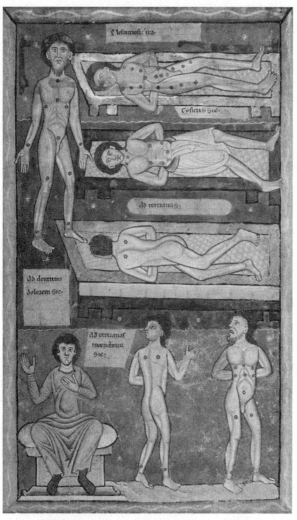

26 Eine Tafel zeigt Kauterisationspunkte an verschiedenen Teilen des Körpers. 1462.

zur Entfernung von Nasenpolypen und entzündeten Mandeln zu verwenden; Kauterisation (Ätzung des Fleisches mit einem rotglühenden Eisen) wurde bei Hämorrhoiden empfohlen; und auch die Trepanation wurde dort beschrieben. Im großen und ganzen aber war die hippokratische Wundbehandlung eingeschränkt und konservativ. Das Abbinden von Venen, um Blutungen zu stillen, war den Griechen unbekannt. Die innere Chirurgie wurde vermieden – bei Krebs, Blinddarmentzündung, Steinen usw. wurden Pflanzenpräparate bevorzugt.

Der Hippokratische Eid verpflichtete den Arzt, die Arbeit mit dem Messer ausschließlich den Chirurgen zu überlassen. Obwohl deren Fähigkeiten anerkannt waren, führte dies zu einer andauernden Arbeitsteilung, in der die Chirurgie als untergeordnet betrachtet wurde, als eine handwerkliche gegenüber einer intellektuellen Tätigkeit. Einige Ärzte der Antike widmeten der Chirurgie allerdings ihre Aufmerksamkeit. Soranos von Ephesos (96–138 n. Chr.) schrieb ausführlich über Geburtshilfe, erwog das Für und Wider des Gebärstuhls und gab Anweisungen zu schwierigen Geburtspositionen. Er beschrieb zum Beispiel die Prozedur der »Wendung auf die Füße«, bei der der Arzt in den Uterus griff und ein Bein nach unten zog, so daß das Kind mit den Füßen voran geboren wurde.

Die islamische Medizin legte mehr Wert auf die Chirurgie und perfektionierte zum Beispiel die Kauterisation mit einem Eisen zur Blutstillung. In seinem großartigen Kompendium *Altasrif* erörterte der im Spanien des sechzehnten Jahrhunderts praktizierende Albucassis eine Vielzahl von Operationen, doch hatte er das größte

Vertrauen in die Kauterisation. Ungefähr zur selben Zeit, seit dem elften Jahrhundert, lehrte unter den Christen des Mittelalters die Salernitanische Schule in Süditalien das chirurgische Handwerk.

Die Wundversorgung wurde zunehmend umstritten. Die hippokratische Medizin verstand die Eiterung als unerläßlich für die Heilung, denn Eiter entstand aus vergiftetem Blut, das ausgeschieden werden mußte. Diese Sichtweise kam in der lange einflußreichen Doktrin des »lobenswerten Eiters« zum Ausdruck, wonach Eiter wünschenswert und seine Bildung zu fördern war. Die entgegengesetzte Theorie der trockenen (eiterfreien) Wundbehandlung wurde in hervorragenden Abhandlungen von den Franzosen Henri de Mondeville (geboren 1260) und Gui de Chauliac vertreten. De Chauliacs *Grande Chirurgie* (1363) war zweihundert Jahre lang der Haupttext der Chirurgie und lehrte, daß Wunden ohne Eiterung besser verheilten. Wie in der Anatomie mußte ein mutiger Mann her, um die Vorherrschaft der Griechen zu beenden.

Glieder mit Wundbrand (Gangrän) mußten offensichtlich amputiert werden, wobei der Eingriff vor dem sechzehnten Jahrhundert selten oberhalb des Knies erfolgte, da der Patient sonst verblutet wäre. Aus Erfahrung wußten mittelalterliche Ärzte, daß es besser war, mehr Knochen zu entfernen und soviel weiches Gewebe wie möglich zu belassen, damit Haut über die Knochen wuchs und später einen brauchbaren Stumpf bildete, an dem ein Holzbein oder Haken befestigt werden konnte. Kauterisation mit glühenden Eisen und siedendes Öl blieben die wichtigsten Methoden zur Blutstillung.

Viele Chirurgen lernten oder entwickelten die Kunst des Schneidens in der Armee – das Schlachtfeld wurde zur sprichwörtlichen Schule der Chirurgie. Die Einführung des Schießpulvers im Spätmittelalter verschlimmerte die Art der Verletzungen. Bleikugeln zerfetzten das Fleisch und zerschmetterten die Knochen; tief ins Gewebe eindringende Fremdkörper verursachten Infektionen und wurden zu einem Hauptproblem, was auch dem Glauben Auftrieb verlieh, daß Schießpulvergift in die Wunden dringe.

In Nordeuropa spielten zivile Chirurgen die Doppelrolle des Operateurs und Barbiers (weil sie dasselbe Handwerksgerät benutzten). Operationen wurden auch von Wanderärzten (Quacksalbern) durchgeführt, die auf einen bestimmten Eingriff spezialisiert waren. Es gab fahrende Zahnzieher, Starstecher, Lithotomisten (die Blasensteine entfernten) und »Hernienmeister«, die Bruchbänder anpaßten. Wer immer sie auch praktizierte, die Chirurgie war risikoreich und schmerzhaft; sie setzte »das Auge des Adlers, den Mut des Löwen und die Hand einer Frau« voraus – und (für den Patienten wahrscheinlich am wichtigsten) größte Eile.

Ab dem sechzehnten Jahrhundert wurde die Chirurgie systematischer. Der gefeierte Ambroise Paré ließ Teile von Vesalius' *De Humani Corporis Fabrica* (1543) ins Französische übersetzen und nahm sie in seine *Anatomie Universelle du Corps Humain* (1561) auf, um die neuen anatomischen Lehren auch den ungebildeten Barbier-Chirurgen zugänglich zu machen. Der 1510 geborene Paré machte eine Lehre als Barbier-Chirurg und diente viele Jahre in der Armee. Dank seiner Erfahrungen auf dem Schlachtfeld entwickelte er unter anderem die lebenswichtige Technik der Gefäßunterbindung (Ligatur) bei Amputationen und einen Ersatz für die Ölkauterisation zur Wundreinigung. Wie er in seinem Werk *La méthode de traicter leys playes faictes par hacquebutes, et aultres bastons à feu* (1545; *Die Behandlung der Wunden, die durch Büchsen und andere Feuerwaffen erzeugt werden*) darlegt, mischte er eine Wundsalbe (oder Digestivum) aus Eigelb, Rosenöl und Terpentin, die er auf offene oder blutende Wunden strich. Die Mixtur erwies sich als erfolgreich, so daß er die mit entsetzlichen Schmerzen verbundene Behandlung mit heißem Öl aufgeben konnte.

In England diente John Woodalls *The Surgeon's Mate* (»Helfer des Chirurgen«, 1617) lange Jahre als Handbuch für die Chirurgie auf See, ebenso Richard Wisemans *Several Chirurgical Treatises* (»Einige chirurgische Traktate«, 1676). Wiseman, der »Vater der englischen Chirurgie«, hatte den größten Teil seiner Erfahrungen im englischen Bürgerkrieg gemacht, und sein Bericht über die militärische Chirurgie erzählt von deren Schrecken: Kanonenkugeln und Schußverletzungen verursachten fürchterliche Wunden, und Amputationen oder Trepanationen waren mitten auf dem Schlachtfeld oder auf hoher See oft die einzige Option.

Neben routinemäßigen Eingriffen schossen auch massenhaft wunderbar-aberwitzige Versprechungen ins Kraut. So wurde im siebzehnten Jahrhundert viel Aufhebens um die vom Privatgelehrten Sir Kenelm Digby verwendete »Wundsalbe« gemacht. Die zur Heilung von Rapierwunden angepriesene Mixtur enthielt Erd-

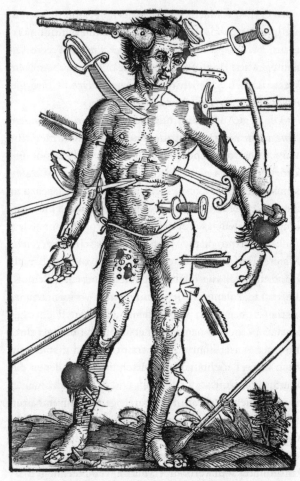

27 Eine Erste-Hilfe-Tafel für Barbier-Chirurgen zeigt,
wie verwundete Soldaten zu behandeln sind.
Holzschnitt, sechzehntes Jahrhundert.

würmer, Eisenoxid, Schweinehirn, pulverisierte Mumie und andere exotische Zutaten. Die Salbe wurde nicht auf die Wunde aufgetragen, sondern auf die verursachende Waffe und sollte angeblich durch sympathische Magie wirken. Die Schwächen der regulären Chirurgie erklären den Reiz solcher Hirngespinste.

Vor dem Aufkommen der Anästhesie in den 1840er Jahren war invasive Chirurgie nur beschränkt möglich; lange Operationen oder solche, die große Präzision erforderten, waren nicht möglich. Ein mutiger Mann wie Samuel Pepys mochte es riskieren, einen Blasenstein chirurgisch entfernen zu lassen. Pepys überlebte zum Glück, ließ sich das *corpus delicti* als Trophäe aufstellen und schrieb am 26. März 1660 in sein Tagebuch: »Heute sind es zwei Jahre, daß es Gott wohlgefiel, mich von meinem Blasenstein zu befreien, und ich beschloß, diesen Tag, solange ich lebe, mit meinen Verwandten als Festtag zu begehen.« Es wurden auch einige höchst gefährliche Operationen in äußerster Not durchgeführt, darunter Kaiserschnitte. In Großbritannien gibt es vor 1790 keine Berichte von Kaiserschnitten, bei denen die Mutter überlebte.

Alltägliche Operationen waren geringfügiger Natur und relativ sicher, wenn auch oft sehr schmerzhaft: Wunden verbinden, Zähne ziehen, syphilitischen Schanker und Entzündungen behandeln (seit dem sechzehnten Jahrhundert weit verbreitet), Furunkel aufstechen, Brüche schienen und so weiter. Die häufigste Prozedur – das tägliche Brot des Chirurgen – war der Aderlaß. Er folgte der Säftelehre, besonders Galens »Plethora« – der Idee, wonach Fieber, Schlaganfälle und Kopfschmerzen aus

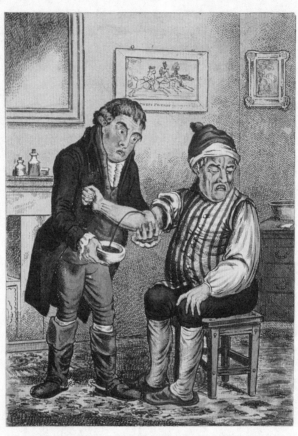

28 Ein kranker Mann wird von seinem Arzt zur Ader gelassen. Kupferstich, James Gillray, 1804.

einer Überproduktion von Blut resultierten. Das Schröpfen mit vorheriger Skarifikation (Hautritzung) war eine andere Art des Aderlasses.

Herablassend als Handwerk abgetan (im Gegensatz zur Geisteswissenschaft), galt die »Schneidekunst« als zweitrangig und der Heilkunst der Ärzte untergeordnet. Chirurgen waren in Gilden organisiert und genossen üblicherweise keine akademische Bildung, sondern durchliefen eine praktische Lehre. Sie hatten wenig Sozialprestige – der blutige und tolpatschige Mr. Sawbones (»Herr Knochensäger«) war eine beliebte Zielscheibe in Komödien und Bildern. Doch im achtzehnten Jahrhundert begann die Chirurgie ihren langen und anhaltenden Aufstieg.

Zu den praktischen Verbesserungen zählte der Steinschnitt von der Seite her (Sectio lateralis). Diese verbesserte Methode zur Blasensteinentfernung wurde um 1700 von einem Wanderarzt namens Frère Jacques eingeführt (er trug diesen Namen, weil er der größeren Sicherheit wegen auf seinen Reisen des Habits eines Franziskanermönchs bediente). Ihm werden rund 4500 solche Lithotomien zugeschrieben, außerdem etwa 2000 Bruchoperationen. Johannes Rau in Amsterdam und William Cheselden in London übernahmen seine Methode. Letzterer wurde berühmt, weil er Blasensteine in unerreichter Geschwindigkeit entfernte. Wo andere Chirurgen für die fürchterlich schmerzhafte Operation (ohne Anästhesie) zwanzig Minuten benötigten, schaffte es Cheselden in wenigen Minuten. Dafür konnte er horrende Honorare verlangen, angeblich bis zu 500 Guineen, und erwarb sich großen Respekt: »Ich würde tun, was Mead und

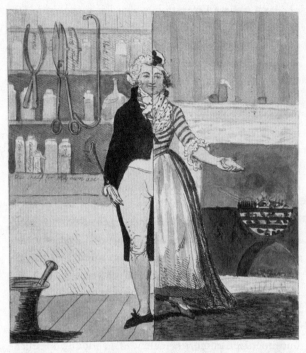

29 »The man-midwife.« Ein Frontalporträt in zwei Hälften, deren eine einen Mann, die andere eine Frau darstellt. Kupferstich, I. Cruikshank, 1793.

Cheselden mir raten / um diese Glieder, diese Augen zu behalten«, dichtete Alexander Pope.

Auch andere Operationen wurden raffinierter. Der gefeierte französische Militärchirurg Jean-Louis Petit entwickelte Praktiken zur Oberschenkelamputation, für die er eine wirksame Aderpresse, kombiniert mit der von Paré propagierten Gefäßunterbindung, zur Kontrolle des Blutflusses anwendete.

Die Militärchirurgie machte vor allem in der Behandlung von Schußwunden Fortschritte. Im frühen achtzehnten Jahrhundert umfaßte die Britische Flotte 247 Schiffe, ein jedes mit einem Chirurgen und seinem Gehilfen an Bord. Wer über einen starken Magen verfügte, wie etwa der heldenhafte Chirurg in Tobias Smolletts Roman *Roderick Random* (1748; *Roderick Random's Abenteuer*), dem verschaffte der Dienst in der Marine oder Armee einen unschätzbaren Erfahrungsvorsprung und ein professionelles *Entree*.

Zu erwähnen sind auch die Fortschritte in der Geburtshilfe. Entbindungen waren traditionell den Frauen vorbehalten: der Mutter, ihren weiblichen Verwandten und einer Hebamme, die fehlende Ausbildung durch Erfahrung wettmachte. Diese traditionelle *granny midwife* (»Oma-Hebamme«) wurde zunächst in den gehobeneren Gesellschaftsschichten in England und später in Nordamerika durch einen männlichen Geburtshelfer ersetzt, *man-midwife* (»männliche Hebamme«) oder *accoucheur* genannt. Er machte überlegenen Sachverstand geltend: Dank seiner anatomischen Kenntnisse, die er sich als qualifizierter Praktiker, zum Beispiel in Edinburgh, erworben haben mochte, vertraute er darauf, in

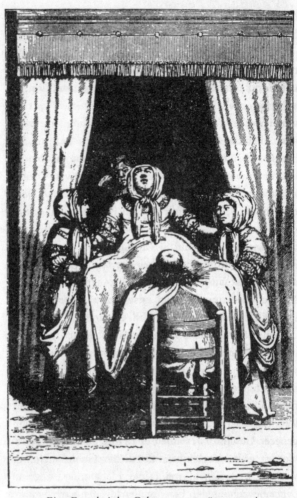

30 Eine Frau bei der Geburt, unterstützt von einem männlichen Geburtshelfer, der unter einem Tuch hantiert, um die Frau nicht zu beschämen.
Holzschnitt, 1711.

Notfällen richtig zu handeln. Bei normalen Entbindungen ließ er Mutter Natur freien Lauf.

Entgegen der heute verbreiteten Ansicht waren führende Geburtshelfer wie William Hunter – ein von Queen Charlotte, der Frau von George III., hinzugezogener Schotte – stolz darauf, weniger einzugreifen als die Hebammen, die sie verdrängten. Doch *accoucheurs* verfügten auch über chirurgische Instrumente, allen voran die Geburtszange, die bei schwierigen Geburten und bei Notfällen zur Anwendung kam. Die Geburtszange war im siebzehnten Jahrhundert in Gebrauch gekommen und war – obwohl ihre Erfinder, die Familie Chamberlen, sie zunächst geheimgehalten hatte – bis 1730 zu einem vertrauten Instrument der Zunft geworden.

Der in Edinburgh und bei den Hunters in London ausgebildete William Shippen gab in Amerika den Anstoß zur medizinischen Geburtshilfe. Er lehrte seit 1763 in Philadelphia Anatomie und Geburtshilfe und trug dazu bei, daß dieses Fach in den USA derart von Männern dominiert wird.

Wo *accoucheurs* erfolgreich waren, änderte sich die Entbindungspraxis und mit ihr die Säuglingspflege. Einer modernen Frau war es im späten achtzehnten Jahrhundert möglich, in einem Raum mit frischer Luft, Tageslicht und in Anwesenheit ihres Mannes entbunden zu werden. Das Neugeborene wurde nicht mehr eng eingewickelt, weil aufgeklärtes Denken lehrte, daß ungehinderte Bewegung der Gliedmaßen die Knochen stärkte und insgesamt eine gesunde Entwicklung begünstigte. Wenn die moderne Mutter medizinischen Rat befolgte, würde sie ihr Kind nun auch stillen; die Muttermilch war sicher die beste Ernährung und stärkte die Bande zwischen Mutter und Kind. Progressive Chirurgen trugen so zum Umdenken und zu einer neuen Praxis der Geburt und Säuglingspflege bei.

Beginnend in Frankreich, verhalfen solche Erfolge der Chirurgie zu neuem professionellem Ansehen. Wie anderswo auch waren französische Praktiker zunächst Barbier-Chirurgen, aber sie schafften es, sich von ihrer schlechteren Hälfte zu emanzipieren. Entscheidend war das Jahr 1731, als eine königliche Charta die Académie Royale de Chirurgie begründete. In London trennte sich die Company of Surgeons 1745 von den Barbieren, was den ersten Schritt hin zu einer medizinischen Fakultät bedeutete.

In Frankreich wurden Chirurgen seit 1768 nicht mehr in einer praktischen Lehre ausgebildet und begannen, mit Ärzten um soziales Ansehen zu kämpfen, indem sie die Chirurgie nicht mehr als Handarbeit, sondern als Wissenschaft bezeichneten. Die Verlegung der chirurgischen Ausbildung in die Krankenhäuser stärkte die seit Vesalius bestehenden Verbindungen zwischen Chirurgie und Anatomie; im revolutionären Paris war dies ein Ausdruck der vorherrschenden patho-anatomischen Perspektive (vgl. Kapitel 3 und 4). Dank dieser Entwicklungen wurde Frankreich auf dem Gebiet der Chirurgie führend und zog Studenten aus ganz Europa an.

Ähnliche Veränderungen ergaben sich allerdings auch anderswo. Es ist bezeichnend, daß Alexander Monro, der erste Professor für Anatomie in der 1726 gegründeten medizinischen Fakultät in Edinburgh, selber

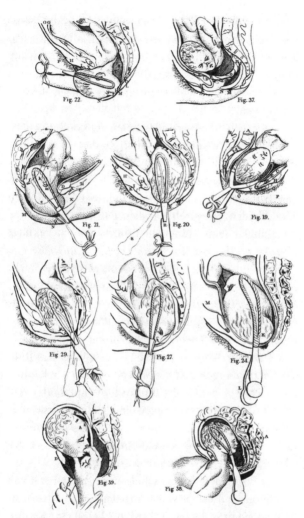

31 Zehn Diagramme zeigen verschiedene Methoden,
ein Kind mit Hilfe der Geburtszange zur Welt zu bringen.
Kupferstich, 1791.

Chirurg war. (Ihm folgten zwei weitere Alexander Monros nach, sein Sohn und sein Enkel!) Die Qualität der kombinierten chirurgischen und medizinischen Ausbildung in Edinburgh begann die alten Unterscheidungen zwischen den beiden Berufen auf der ganzen Insel zu verwischen.

Neue private Anatomieschulen in London hoben das Prestige der Chirurgie weiter. Zu den vornehmsten unter ihnen gehörte jene von William Hunter in Piccadilly, wo Kenntnisse in Anatomie, Chirurgie, Physiologie, Pathologie, Geburtshilfe sowie bei Frauen- und Kinderleiden vermittelt wurden. Die vier großen Abhandlungen seines jüngeren Bruders John – *Natural History of the Human Teeth* (1771; *Natürliche Geschichte der Zähne*), *A Treatise on the Venereal Disease* (1786; *Abhandlung über die venerische Krankheit*), *Observations on Certain Parts of the Animal Oeconomy* (1786; *Bemerkungen über die thierische Ökonomie*) und *Treatise on the Blood, Inflammation and Gunshot Wounds* (1794; *Versuche über das Blut, die Entzündungen und die Schußwunden*) – behandelten zentrale Aspekte der Chirurgie wie Entzündungen, Schocks, Gefäßerkrankungen und Geschlechtskrankheiten; zusammen mit seinem Verständnis der Physiologie trugen sie dazu bei, daß aus dem Handwerk des Chirurgen eine Wissenschaft wurde.

Der Erfolg der Medizinschule an der Universität von Edinburgh und der privaten Anatomieschulen hatte allerdings ein drängendes Problem zur Folge: eine Knappheit an Leichen, die legal für die Sektion zur Verfügung standen (vgl. Kapitel 3). Ein schneller Weg, dieses Problem zu lösen, war die Beschäftigung von Grabräubern, die die Anatomen belieferten (die wiederum keine Fragen stellten). Die beiden berüchtigtsten *resurrectionists* (»Wiederauferstehen«) im Edinburgh des frühen achtzehnten Jahrhunderts, William Burke und William Hare, kürzten diesen Prozeß noch weiter ab: sie ermordeten ihre Opfer, bevor sie sie den Forschern verkauften.

In der ersten Hälfte des neunzehnten Jahrhunderts gab es einige spektakuläre neue Operationen, vor allem in der Neuen Welt. 1809 führte der amerikanische Chirurg Ephraim McDowell an der 47jährigen Jane Todd Crawford ohne Anästhesie die erste erfolgreiche Ovariektomie durch; er entfernte von einer Ovarialzyste etwa sieben Kilogramm einer »schmutzigen, gelatineartigen Substanz«. Sie lebte danach noch 31 Jahre weiter. Zwischen 1843 und 1883 entfernte ein anderer Amerikaner, John Attlee, die Eierstöcke von 87 Frauen, von denen 64 wieder gesund wurden. Insgesamt jedoch blieben die Möglichkeiten der operativen Chirurgie weiterhin beschränkt und ihr Erfolg ungewiß, was sich erst mit zwei entscheidenden Neuerungen ändern sollte: der Anästhesie und der Antisepsis.

Die Medizin hatte schon immer von Analgetika Gebrauch gemacht, und die schmerzstillende Wirkung von Opium, Haschisch und Alkohol war seit früher Zeit bekannt. Das erste Gas, dessen anästhetische Wirkung erkannt wurde, war Stickoxidul, mit dem in den 1790er Jahren der Arzt Thomas Beddoes und sein brillanter Assistent Humphrey Davy in Bristol experimentierten. Üblicherweise wurden Operationen an Patienten bei Bewußtsein durchgeführt. Der Bericht der Autorin Fanny

Burney über die Entfernung ihrer krebsbefallenen Brust läßt keinen Zweifel daran, daß diese Eingriffe unvorstellbar qualvoll waren.

Der wirkliche Durchbruch in praktischer Anästhesie gelang William E. Clarke aus Rochester, New York, im Januar 1842, als er unter Anwendung von Äther einen Zahn zog. Seine Verwendung breitete sich rasch in Europa aus. Am 21. Dezember 1846 amputierte der renommierte und für seine Geschwindigkeit bekannte Londoner Chirurg Robert Liston den erkrankten Oberschenkel eines Patienten, der mit dem Gas narkotisiert worden war. Äther wurde allerdings bald durch das sicherere Chloroform ersetzt. Am 19. Januar 1847 setzte James Young Simpson aus Edinburgh es zum ersten Mal ein, um Geburtsschmerzen zu lindern. Danach wurde die Anästhesie mit Chloroform bei Geburten rasch zur weitverbreiteten Praxis. Die Proteste derer, die mit der Bibel argumentierten, daß die Frau unter Schmerzen gebären solle, wurden leiser, als Queen Victoria am 7. April 1853 unter Narkose mit Chloroform Prinz Leopold zur Welt brachte.

Die Einführung wirksamer Anästhetika machte zum ersten Mal Operationen denkbar, die sonst unvorstellbar traumatisch gewesen wären. »Der schöne Traum ist Wahrheit geworden: Operationen können nun schmerzfrei durchgeführt werden«, erklärte der angesehene deutsche Chirurg Johann Dieffenbach, als er zum ersten Mal eine Patientin während einer Operation unter Anästhesie sah. Doch die Anästhesie allein revolutionierte die Operationspraxis noch nicht, denn die Bedrohung durch Infektionen war unverändert; die post-operative

Sterberate bei invasiven Eingriffen blieb der Sepsis wegen erschreckend hoch. Ignaz Semmelweis, der 1848 in der Geburtsklinik des Wiener Allgemeinen Krankenhauses arbeitete, war entsetzt über die hohe Sterblichkeit an Kindbettfieber. Die eine Abteilung der Klinik, die von Medizinstudenten betreut wurde, wies eine deutlich höhere Sterberate auf als die von Hebammen geleitete. Warum? Er kam zum Schluß, daß die Studenten, die direkt von den Autopsien in die Gebärsäle gingen, Infektionen verbreiteten. Er befahl, zwischen Autopsien und Patientenbetreuung die Hände und Instrumente in Chlorwasser zu waschen, worauf die Sterberate auf dasselbe Niveau wie in der zweiten Abteilung sank.

Die schockierende Erkenntnis, daß Ärzte Infektionen verbreiteten, weckte Widerstand, was Semmelweis schließlich dazu veranlaßte, Wien im Jahr 1850 den Rücken zu kehren; er war frustriert und voller Groll und starb einige Jahre später in einer Nervenheilanstalt. Doch die Opposition gegen Semmelweis war nicht nur unverhohlener professioneller Futterneid, sondern entsprach der gängigen ätiologischen Theorie der Zeit. Wie wir gesehen haben, verstand man Infektionen als Miasmen, die vom Boden und anderen nicht-menschlichen Quellen ausgingen. Für Anhänger dieser Ansicht, zu denen auch Florence Nightingale zählte, bestand Prävention hauptsächlich in regelmäßigem Lüften und der maßvollen Belegung von Krankensälen.

Antiseptika – also Substanzen oder Prozesse zur Bekämpfung von Verwesung oder Infektion – waren keineswegs unbekannt. Wein und Essig waren schon lange zur Wundbehandlung verwendet worden, und um 1820 wurde Jod populär. Erst Joseph Lister aber entwickelte und propagierte wirksame antiseptische Techniken.

Lister entstammte einer Quäkerfamilie aus Yorkshire, studierte an der London University und wurde Professor für Chirurgie in Glasgow. 1861 übergab man ihm die Leitung der neuen chirurgischen Abteilung der Royal Infirmary, wo er seine Methoden entwickelte. Er vermutete eine antiseptische Wirkung der Karbolsäure (Phenol) und unternahm am 12. August 1865 an dem elfjährigen James Greenless, über dessen Bein ein Wagen gefahren war, einen ersten Versuch. Er verband die offene Tibiafraktur mit in Leinöl und Karbolsäure getränktem Verbandsmaterial, das er vier Tage auf der Wunde beließ. Die Wunde verheilte perfekt, und sechs Wochen später marschierte ein gesunder James aus der Klinik.

Als er seine Methoden 1867 in *Lancet* veröffentlichte, beharrte er auf zwei Punkten: Keime verursachten Infektionen, und Infektionen und Eiterfluß waren, bei allem Gerede über »lobenswerten Eiter«, weder unvermeidliche, geschweige denn förderliche Stadien der Wundheilung.

Der Deutsch-Französische Krieg 1870/71 bot bald schon Gelegenheit, Listers Methode auszuprobieren. Deutsche Militärärzte, die Kriegsverletzungen nach seinen Anleitungen behandelten, erzielten bedeutend bessere Ergebnisse als die Franzosen, die Lister völlig ignorierten.

Bis 1890 hatte sich die antiseptische Chirurgie durchgesetzt – und Listers unangenehmer und stinkender

Karbolspray war bald schon von weniger scharfen Antiseptika abgelöst worden. Koch drängte 1881 zur Hitzesterilisierung von Instrumenten, und der amerikanische Chirurg William S. Halsted vom Johns Hopkins Hospital führte den Gebrauch von Gummihandschuhen ein. Seit 1900 waren Operationen keine unerbaulichen Spektakel mehr, mit skalpellschwingenden Chirurgen in blutverschmierten Kleidern, in schmierigen Räumen mit sägemehlbedeckten Fußböden. Mundschutz, Gummihandschuhe und Operationskittel reduzierten das Infektionsrisiko, und eine sterile Umgebung wurde Vorschrift. Der moderne, blitzsaubere Operationssaal war auf dem Vormarsch.

Noch 1874 waren führende englische Chirurgen der Meinung, daß »der Unterleib, die Brust und das Gehirn einem weisen und humanen Chirurgen zu Operationszwecken immer verschlossen sein werden«. Auch Lister operierte kaum je an größeren Organen, sondern beschränkte sich zumeist auf das Richten von Brüchen. Doch die Dinge änderten sich; dank der Einführung von Anästhetika und Antiseptika wurden die Möglichkeiten für Operationen sehr viel zahlreicher. In Wien leistete der gefeierte Theodor Billroth (1829–1894) Pionierarbeit in der Unterleibschirurgie und bei der operativen Behandlung verschiedener Krebsarten, insbesondere von Brustkrebs. In Amerika gelang Halsted die vollständige Brustamputation (Mastektomie), die jahrelang die bevorzugte Brustkrebsbehandlung bleiben sollte. Die Blinddarmentfernung (Appendektomie) wurde entwickelt; 1902 wurde Edward VII. operiert, nachdem sein

Blinddarm kurz vor seiner Krönung durchgebrochen war. Wo die Mutter, Queen Victoria, bei der Durchsetzung der Anästhesie eine Vorreiterrolle gespielt hatte, tat es nun der Sohn in der modernen Chirurgie. Cholezystektomie, die Entfernung der Gallenblase, ist seit 1882 bekannt, die Entfernung von Gallensteinen wurde seither zur Routine. Operationen am Dünndarm, besonders bei Krebs, begannen zur selben Zeit, ebenso Prostataoperationen. Auch bei altbekannten Krankheiten wie der Tuberkulose operierte man nun, die Pneumothoraxmethode (bei der ein Lungenflügel operativ zum Kollabieren gebracht wird, um ihn ruhigzustellen) erlebte eine kurze Blüte.

In diesen Jahren wurden zwei Chirurgen mit dem Nobelpreis ausgezeichnet – 1909 Theodor Kocher für seine (teilweise chirurgische) Arbeit an der Schilddrüse, 1911 Alexis Carrel für seine Studien über Gewebekulturen und die Technik des Vernähens von Blutgefäßen. Carrels Arbeiten ebneten den Weg zur operativen Behandlung von Aneurysmen, Krampfadern und Blutgerinnseln, aber auch zur Gewebeverpflanzung. Das später erkannte Problem der Abstoßung erwies sich als bedeutendes Hindernis für Transplantationen.

Im Verlauf des zwanzigsten Jahrhunderts schienen der Chirurgie keine Grenzen mehr gesetzt zu sein. Dieser Fortschritt wäre undenkbar gewesen ohne einige zentrale technologische Erfindungen, die es erlaubten, den Körper zu durchleuchten und zu überwachen. Einen riesigen Schritt vorwärts bedeutete Wilhelm Röntgens Entdeckung der nach ihm benannten Röntgenstrahlen im

Jahr 1895. Um 1900 entwickelte Willem Einthoven in Holland den ersten Elektrokardiographen, der die elektrische Aktivität des Herzens aufzeichnete und so eine wirksame Überwachung bei Herzerkrankungen möglich machte. Die Verwendung von Kathetern machte weitere Untersuchungen der Herz- und Leberfunktionen möglich. Der in Schweden und in den USA entwickelte Ultraschall wird seit den 50er Jahren zur Herzdiagnose und zur Überwachung der Fötusentwicklung eingesetzt. 1972 machte die visuelle Diagnose einen weiteren Sprung, als Godfrey Hounsfield die Computertomographie (CAT) entwickelte; dazu kamen die Positronenemissionstomographie (PET) und die Magnetresonanztomographie (MRI); letztere machte es möglich, mittels Radiowellen etwa die Verdauungsorgane sichtbar zu machen.

Bewegliche Endoskope auf der Basis der Glasfasertechnologie werden seit den 1970er Jahren eingesetzt, zunächst zur Diagnose, dann aber auch für therapeutische Zwecke, nicht zuletzt kombiniert mit Laser, jenem »optischen Messer«, das sich in der Augen- und der inneren Chirurgie als ungemein wertvoll erwiesen hat. Dank der Endoskopie ist die Schlüssellochchirurgie für die Behandlung von Brüchen (Hernien) und Kniegelenken, von Gallenblasen und Nieren heute alltäglich geworden.

Angespornt durch Hilfsmittel wie Röntgenstrahlen, mit denen ins Körperinnere geblickt werden konnte, wurden Chirurgen immer ambitionierter. Die Aufmerksamkeit des modernen Chirurgen galt zunächst Tumoren und Infektionen, die Stenosen (Gefäßverengungen)

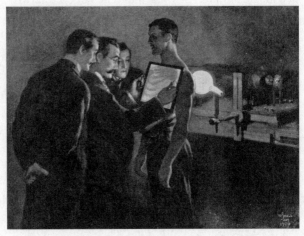

32 Chirurgen ohne Schutzkleidung untersuchen mit Hilfe von Röntgenstrahlen den Brustkorb eines Mannes.
W. Small, 1900.

verursachten, besonders im Bereich der Verdauungs-, Atmungs- und Urogenitaltrakte. Diese Beschwerden konnten durch Herausschneiden behoben werden. Alle Höhlen, Kammern und Organe des Körpers kamen unters Messer: das Abdomen, der Thorax, selbst der Schädel. »Die Möglichkeit zu schneiden bedeutet die Möglichkeit zu heilen« – diese Hoffnung führte sogar zu psycho-chirurgischen Eingriffen in Form von Lobotomien und Leukotomien. Bis zum Jahr 1951 hatten sich über 20000 Patienten in den USA dieser überhasteten, wenn auch gutgemeinten Behandlung unterzogen. War sie vorher jahrhundertelang übervorsichtig, wurde die Chirurgie nun plötzlich fast übermütig. Sir William Arbuthnot Lane aus Ulster empfahl selbst bei einfacher Verstopfung oder zur Prophylaxe die Entfernung von riesigen Stücken des Darms. Weitere unnötige und oft gefährliche Eingriffe wurden gewagt. Zwischen 1920 und 1950 wurden Hunderttausende Mandeloperationen durchgeführt, fast in jedem Fall völlig unnötig, während Gebärmutterentfernungen eine ähnliche Mode durchliefen. Einer ähnlichen Beliebtheit erfreut sich heute der Kaiserschnitt.

Dem rasanten Fortschritt der Chirurgie leisteten äußere Ereignisse weiteren Vorschub, namentlich Kriege und Verkehrsunfälle. Hochexplosive Granaten machten Kriegsverletzungen schlimmer denn je. Eine Reaktion auf solche Wunden und Verbrennungen war die Weiterentwicklung der plastischen und rekonstruktiven Chirurgie (vorwiegend im Gesicht) durch Sir Harold Gillies im Ersten und seinen Cousin Archibald Hector McIndoe im Zweiten Weltkrieg. Auch der Aufbau von in der

Notfallchirurgie besonders entscheidenden Blut- und Blutplasmabanken wurde von Kriegen vorangetrieben. Während des Spanischen Bürgerkriegs wurden Techniken zur indirekten Transfusion von Blutkonserven aus Flaschen entwickelt. Was im siebzehnten Jahrhundert bereits ausprobiert worden war, wurde endlich sicher und effektiv und ist aus heutigen Operationssälen nicht mehr wegzudenken.

In der zweiten Hälfte des zwanzigsten Jahrhunderts erweiterten Antibiotika und verbesserte Kenntnisse des Immunsystems die Möglichkeiten der Chirurgie. Nun konnten auch Fälle operiert werden, bei denen das Infektionsrisiko bis dahin als zu hoch eingeschätzt worden war, beispielsweise Eingriffe in die Lunge mit Kontakt von Mikroorganismen aus der Luft.

Die Entwicklung von Fähigkeiten zur Kontrolle von Herz-, Lungen- und Nierenfunktion und des Flüssigkeitshaushalts läutete eine neue Phase ein: den Übergang von der *Entfernungs-* zur *Wiederherstellungs-* und *Ersatz*chirurgie. Implantate sind ein gutes Beispiel. Der Herzschrittmacher, vom Schweden Rune Elmqvist entwickelt, war 1959 die erste Implantierung eines künstlichen Apparats. Zu den heute gängigen Implantaten zählen Augenlinsen, Innenohrprothesen, Gefäßprothesen und Herzklappen, während Prothesen wie Hüftgelenke aus Metall und Plastik, seit 1961 in Gebrauch, schon zur Routine geworden sind. Aber nicht alle Implantate dienen einem medizinischen Zweck – man denke an den Boom von Brustimplantaten aus Silikon und andere Formen der kosmetischen Chirurgie; allein in den Vereinigten Staaten werden jährlich über 800 000 Faceliftings vorgenommen.

Der Übergang zur Wiederherstellungs- und Ersatzchirurgie ist in der Herzmedizin besonders auffällig. Das Herz galt immer als verbotene Zone. Ein erster Versuch in den zwanziger Jahren galt einer Verengung (Stenose) der Mitralklappe – der Klappe zwischen linkem Vorhof und linker Herzkammer –, die die Blutzirkulation hemmt. Es wurden Hoffnungen wach, daß angeborene Herzfehler (das »Blue-baby«-Syndrom, blausüchtige Kinder) chirurgisch behoben werden könnten. Solche Kinder mit »Loch-im-Herzen« waren infolge angeborener Anomalien blau, weil Blut direkt von der rechten in die linke Herzkammer strömte, ohne in den Lungen mit Sauerstoff versorgt zu werden. Die Operation wurde zum ersten Mal 1944 am Johns Hopkins Hospital vorgenommen. Die dramatischsten Fortschritte jedoch wurden durch die Herz-Lungen-Maschine möglich, mit der die Blutzirkulation außerhalb des Herzens aufrechterhalten und dieses in Ruhe operiert werden konnte. Operationen am offenen Herzen nahmen in den USA 1952 ihren Anfang, als Chirurgen Klappenprothesen einzusetzen begannen. Innerhalb weniger Jahrzehnte wurden Bypass-Operationen alltäglich und Herzchirurgie eine Routineangelegenheit. Heute werden jedes Jahr 200000 Herzeingriffe vorgenommen.

Die spektakulärste Form der »ersetzenden« Chirurgie ist die Transplantation. Der Schweizer J. L. Reverdin hatte schon 1860 erfolgreich Hautteile verpflanzt, was der wiederherstellenden Chirurgie von Gillies im Ersten Weltkrieg den Weg ebnete. Aber es galt, das Problem der Abstoßung in den Griff zu bekommen, denn die natürliche Reaktion des Körpers auf einen Eindringling ist es, ihn abzustoßen. Die wichtigsten Impulse kamen vom Immunologen Macfarlane Burnet und vom Biologen Peter Medawar. Um 1960 wurden die ersten wirksamen immunsuppressiven Medikamente getestet. Indem sie die Produktion von Antikörpern hemmen, ohne dabei den Körper einer lebensbedrohlichen Anfälligkeit für Infektionen auszusetzen, machten solche Medikamente – in den 70er Jahren vor allem Ciclosporin – Organtransplantationen möglich.

Ab 1963 waren Nierentransplantationen möglich, doch Schlagzeilen machte 1967 Christiaan Barnard am Groote Schuur Hospital in Kapstadt, als er Louis Washkansky das Herz einer Frau einsetzte – der Patient überlebte den Eingriff um 18 Tage. Ein zweiter Patient, Philip Blaiberg, lebte länger als anderthalb Jahre. Die frühen Schwierigkeiten waren bald ausgeräumt, auch Herztransplantationen wurden in wenigen Jahren zur Routine: Bis in die 1980er Jahre wurden allein in den USA jedes Jahr 2000 solcher Eingriffe vorgenommen, und zwei Drittel der Patienten überlebten fünf oder mehr Jahre. Auch Leber- und Lungentransplantationen werden seit den 1960er Jahren durchgeführt, und zunehmend auch Multi-Organ-Transplantationen.

Mögen sie auch Leben retten, so stellen Organtransplantationen auch akute ethische und juristische Dilemmata dar. Unter welchen Umständen kann eine lebende Person aus ethischer Sicht Organspender werden? Sollen Organe von Verstorbenen, im Sinn eines Organmarktes, kommerziell genutzt werden dürfen? Darf man stillschweigend davon ausgehen, daß Verstorbene der Entnahme von Organen zustimmen? Und zu wel-

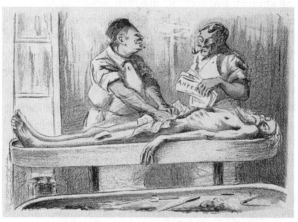

33 Eine Leiche wird mit Zeitungen ausgestopft,
nachdem zwei Chirurgen die Organe geplündert haben.
Lithographie, N. Dorville, 1901.

chem Zeitpunkt gilt ein Mensch – besonders wenn er künstlich beatmet wird – als wirklich tot und damit organentnahmefähig? Öffentlich geäußerte Verdächtigungen über Leichenfledderei und andere fragwürdige Praktiken haben neuen Ängsten über Leichenraub Vorschub geleistet und zu einem deutlichen Rückgang bei der Bereitschaft zur Organspende geführt.

Ähnlich schwerwiegende moralische und soziale Probleme ergaben sich mit den Fortschritten in der Fortpflanzungstechnologie, besonders seit der Geburt des ersten Retortenbabys 1978. Zusammen mit Robert Edwards von der Cambridge University arbeitete der Chirurg Patrick Steptoe an der *In vitro*-Befruchtung (*in vitro* fertilization, IVF) menschlicher Embryonen, was zur Geburt von Louise Brown durch IVF führte. Die Praxis der Leihmutterschaft erlaubt es ansonsten unfruchtbaren Paaren, eigene Kinder zu haben, doch hat auch dies zu einer heftigen Debatte geführt, wem der Embryo gehört. Neue ethische Fragen tauchen täglich auf, beispielsweise nachdem 1992 eine 61-jährige Frau in Italien im Anschluß an eine Hormonbehandlung und *In-vitro*-Befruchtung niedergekommen ist. Ähnliche ethische Fragen kreisen um die chirurgische Geschlechtsumwandlung.

Die Chirurgie wurde in den letzten 150 Jahren revolutioniert. Nachdem sie so lange stark eingeschränkt war, kennt die Kunst heute keine Grenzen mehr. Die damals neuen, heroischen Techniken des Herausschneidens haben einer Ära der Wiederherstellung und des Ersetzens Platz gemacht. Die Therapiemethoden der Transplantation und Rekonstruktion fordern einen systematischeren Ansatz zur Heilung und stellen die alte professionelle Trennung zwischen der Chirurgie und anderen medizinischen Berufen in Frage, lösen sie vielleicht auf und illustrieren den zunehmend interdisziplinären Charakter der Medizin. In diesem Prozeß hat sich der früher oft geschmähte Chirurg zum Superstar der modernen Medizin gewandelt. Das einundzwanzigste Jahrhundert wird eine rasante Entwicklung über die Transplantation und Rekonstruktion hinaus in Richtung einer Verwandlungs- und Auswahlchirurgie sehen.

7 Das Krankenhaus

> Zu verkünden, das oberste Gebot in einem
> Krankenhaus sei es, nicht zu schaden, mag als
> merkwürdiges Prinzip erscheinen.
>
> *Florence Nightingale*

Das Krankenhaus ist der Medizin heute das, was die Kathedrale der Religion und der Palast der Monarchie ist. Es ist das Herz des ganzen Unternehmens, der Ort, wo die Medizin am fortschrittlichsten ist, am spezialisiertesten, innovativsten, komplexesten – und am teuersten! In den Industrienationen beanspruchen Krankenhäuser den Löwenanteil der Gesundheitsbudgets. Und sie sind die Institution, über die sich Politiker ebenso wie Ökonomen streiten; Krankenhäuser sind ständig in den Schlagzeilen.

Aber High-Tech-Krankenhäuser waren nicht immer die Paradestücke der Disziplin. Ursprünglich kam die Medizin ganz ohne Krankenhäuser aus, sie hatten lange Zeit lediglich eine Randbedeutung, und viele Menschen waren skeptisch, was ihren Wert anging.

Im klassischen Griechenland gab es keine Hospitäler. Der Kranke konnte einen Heilschrein besuchen, doch wurde solcherart religiös motiviertes Heilen bald vom weltlichen Medizinstil der hippokratischen Ärzte desavouiert. Das kaiserliche Rom kannte gewisse Spitaleinrichtungen, allerdings nur für Sklaven und Soldaten. Erst im christlichen Zeitalter begannen diese Anstalten, zivile Patienten zu versorgen.

Dies ist kein Zufall, denn Heiligkeit und Heilen gehörten damals zusammen. Auch Jesus hatte Heilwunder vollbracht, machte die Blinden sehend und hieß die Lahmen gehen, und die Nächstenliebe war oberstes christliches Gebot – man denke an die Legende vom barmherzigen Samariter. Mitgefühl und Fürsorge, die Ideale des Pflegens und Heilens, waren Ausdruck der christlichen Nächstenliebe und gaben die Impulse zur Gründung von Hospitälern. Nachdem Kaiser Konstantin im frühen vierten Jahrhundert zum Christentum konvertiert war, entstanden Krankenhäuser als fromme Stiftungen, üblicherweise in Verbindung mit religiösen Orden, die dem Dienst an Gott und dem Menschen geweiht waren.

Im Mittelalter wurden Tausende Krankenhäuser als Vermächtnisse gegründet und unter die Leitung von Mönchen, Nonnen und anderen Klerikern gestellt. Solche Krankenhäuser bestanden oft nur kurze Zeit und waren üblicherweise bescheidene Einrichtungen, mit vielleicht einem Dutzend Betten und einer Handvoll Brüdern als Pflegern, und waren ganz auf den religiösen Tagesablauf ausgerichtet. Es war wichtiger, daß ein Christ gebeichtet und die Sakramente empfangen hatte und im Zustand der Gnade sterben konnte, als an ihm heldenhafte medizinische Behandlungen zu versuchen. Krankenhäuser boten Kranken und Bedürftigen Unterschlupf, waren aber in der Regel keine Zentren spezialisierter Medizin; sie ähnelten eher Hospizen, die Zuflucht und Fürsorge boten.

In den großen Städten wurden Krankenhäuser auffällige Erscheinungen. Zu Beginn des siebten Jahrhunderts hatten einige Krankenhäuser in Konstantinopel (der Hauptstadt dessen, was vom Römischen Reich übriggeblieben war) getrennte Stationen für Männer und Frauen, und spezielle Räume für chirurgische Fälle und Augenpatienten. Ähnlich wie im Christentum galten im Islam Regeln der frommen Barmherzigkeit, und seit dem zehnten Jahrhundert gab es in Kairo, Bagdad, Damaskus und anderen moslemischen Städten multifunktionale Hospitäler (»bīmāristān«, persisch für »Haus der Kranken«). Von diesen dienten einige auch als medizinische Lehrstätten.

Zur Kontrolle der gefürchteten Lepra wurden spezielle Asyle gebaut, wo »Unreine« auch zwangsweise interniert wurden. Um 1225 gab es in ganz Europa gegen 19000 solche Leprosorien. Nach dem Rückgang der Lepra wurden sie für Menschen mit Verdacht auf ansteckende Krankheiten, für Geisteskranke und sogar für Bedürftige genutzt. Als im vierzehnten Jahrhundert die Beulenpest ausbrach, wurden die Leprosorien in die ersten Pesthospitäler umfunktioniert. Zum Schutz von Handel und Bevölkerung wurden Lazarette (nach dem Schutzpatron, dem heiligen Lazarus benannt) unter Quarantäne gestellt. Das erste derartige Pesthaus wurde 1377 in Ragusa (dem heutigen Dubrovnik) errichtet, während Venedig die Quarantäne in Lazaretten seit 1423 durchsetzte.

In Venedig, Bologna, Florenz, Neapel, Rom und anderen großen italienischen Städten spielten Krankenhäuser eine bedeutende Rolle bei der Versorgung der Armen, Alten und Pflegebedürftigen. Zu Beginn des fünfzehnten Jahrhunderts gab es allein in Florenz 33 Krankenhäuser – eines auf 1000 Einwohner. Sieben davon waren vornehmlich zur Krankenbetreuung bestimmt und hatten entsprechendes medizinisches Personal. Das St.Bartholomew's Hospital in London entstand im Jahr 1123, das St.Thomas's Hospital ungefähr 1215. Am Ende des vierzehnten Jahrhunderts gab es in England an die 500 Krankenhäuser, obwohl sie außerhalb von London und ein paar anderen Städten in aller Regel winzig waren.

Die Auflösung der Klöster während der Reformationen Heinrichs und Edwards (1536–1553) führten zur Schließung der meisten dieser Einrichtungen, nachdem die Krone Land und Besitztümer konfisziert hatte. Einige wenige wurden auf einer weltlichen Basis neu etabliert, darunter St.Bartholomew's und St.Thomas's sowie Bethlehem (Bedlam), die einzige Irrenanstalt in England. Außer in London gab es bis 1700 in ganz Großbritannien kein einziges Krankenhaus mehr.

Weder in den katholischen Ländern noch im protestantischen Deutschland gab es Enteignungen nach dem Vorbild Heinrichs, und im Spanien, Frankreich und Italien der Renaissance nahmen Anzahl, Größe, Reichtum und Macht dieser Einrichtungen zu. Das Hôtel Dieu in Paris war eine riesige Heilanstalt, die bis zur Französischen Revolution von geistlichen Orden geführt wurde. In ganz Frankreich entstanden im siebzehnten Jahrhundert die *hôpitaux généraux* (ähnlich den englischen Armenhäusern), um neben Kranken, Armen und Verwirrten auch Bettler, Waisen, Landstreicher, Prostituierte und Diebe unterzubringen und einzusperren; eine medizinische Grundversorgung war gewährleistet.

Der Bau eines Krankenhauses wurde zum Prestigeunternehmen. Die Perle unter den Krankenhäusern auf dem Kontinent war das Allgemeine Krankenhaus in Wien mit seinen 2000 Betten, das Kaiser Joseph II. 1784 wiederaufbaute. Es symbolisierte den Drang aufgeklärter, absolutistischer Herrscher zur Zentralisierung der Verwaltung. Mit ähnlichen Zielen baute Friedrich der Große 1768 in Berlin die Charité neu auf, und Katharina die Große errichtete das riesige Obuchow-Krankenhaus in Sankt Petersburg.

Auch im Großbritannien des achtzehnten Jahrhunderts begannen neue Krankenhäuser für Bedürftige eine klaffende Lücke zu schließen. Krone und Parlament spielten dabei keine Rolle – sowohl die organisatorische Initiative wie die finanziellen Mittel gingen vom wohltätigen Geist der wohlhabenden Bevölkerung aus. Zu den beiden bereits existierenden mittelalterlichen Einrichtungen in London kamen fünf weitere hinzu: Westminster (1720), Guy's (1724), St. George's (1733), London (1740) und Middlesex (1745). Um 1800 behandelten die Londoner Krankenhäuser über 20000 Patienten pro Jahr.

Die Edinburgh Royal Infirmary wurde 1729 gegründet, gefolgt von Hospitälern in Winchester und Bristol (1737), York (1740), Exeter (1741), Bath (1742), Northampton (1743) und etwa zwanzig weiteren Provinzstädten. Um 1800 hatte jede größere Stadt ihr eigenes Krankenhaus: England hatte zu Westeuropa aufgeschlossen.

Ähnliche Entwicklungen fanden, wenn auch etwas später, in Nordamerika statt. Das erste allgemeine Krankenhaus wurde 1751 in Philadelphia gegründet, rund zwanzig Jahre später gefolgt vom New York Hospital und 1811 vom Massachusetts General Hospital, das mittellose Kranke versorgte. Zu Beginn des zwanzigsten Jahrhunderts gab es in Amerika über 4000 Krankenhäuser, in kaum einer Stadt fehlte eines.

In Ergänzung zu allgemeinen Krankenhäusern wurden auch spezialisierte Einrichtungen eröffnet, so etwa 1746 das Lock Hospital in London, das ausschließlich Geschlechtskrankheiten behandelte. Eine andere neue Institution waren Entbindungskrankenhäuser. In der Mitte des achtzehnten Jahrhunderts enstanden in London die ersten, von denen einige auch unverheiratete Frauen aufnahmen oder Studenten eine theoretische Ausbildung und die Praxis ermöglichten.

Eine weitere Neuerung, die im achtzehnten Jahrhundert aufkam, war das Irrenhaus, später auch Nervenheilanstalt genannt. In den meisten Ländern entwickelte sich eine Mischung aus öffentlichen und privaten, religiösen und weltlichen, wohltätigen und kommerziellen Anstalten. Die aufgeklärteren unter ihnen standen für die psychiatrische Überzeugung, daß der Aufenthalt in einer geeigneten Institution der Therapie förderlich sei, während andere schon immer nur dem Wegsperren unbequemer Menschen dienten. Die Einführung von Zulassungsvorschriften im neunzehnten Jahrhundert ließ solche Asyle immer größer werden, und sie wurden von hoffnungslosen Fällen überschwemmt. Vor der Deinstitutionalisierung in den 1960er Jahren waren in den USA ungefähr eine halbe Million Menschen in psychiatrischen Krankenhäusern eingesperrt, während es in Großbritannien um die 150000 waren.

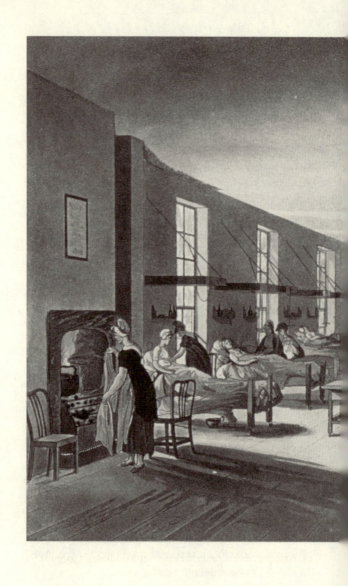

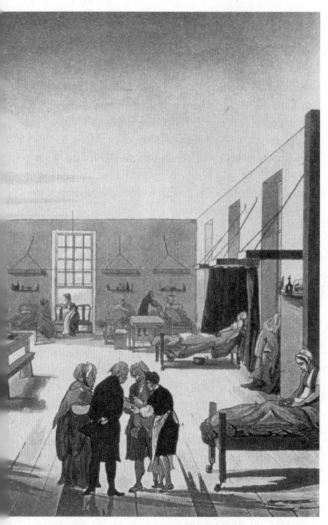

34 Ansicht einer Krankenstation im Middlesex Hospital. Aquatinta, J. Stadler, 1808.

Die frühen Krankenhäuser unterschieden sich radikal von den uns bekannten. Zwar boten sie Behandlung, Essen, Unterkunft und die Aussicht auf Heilung, aber sie waren in den allerwenigsten Fällen Zentren fortschrittlicher Medizin. Die meisten waren beschränkt auf Unfälle, Verletzungen und alltägliche Beschwerden, bei denen Ruhe und Behandlung gute Aussichten auf Heilung boten – etwa Bronchitis oder Beine mit Geschwüren. Infektionsfälle wurden ausgeschlossen, da mit der Aufnahme von Fieberpatienten nichts zu gewinnen war – sie konnten nicht geheilt werden und drohten, andere Patienten anzustecken.

Die Tatsache, daß Krankenhäuser trotzdem von Infektionen heimgesucht wurden, stellte die Institution überhaupt in Frage: Verbreiteten sie nicht die Krankheiten, die sie eigentlich heilen sollten? Wir haben im letzten Kapitel gesehen, wie Semmelweis die lebensgefährlichen Zustände in der Entbindungsstation im Wiener Allgemeinen Krankenhaus aufdeckte. Einige Experten bezeichneten Krankenhäuser als Pforte zum Tod, weil sie von Infektionen wimmelten, und behaupteten, daß sie mehr schadeten als nützten. Einige forderten, sie regelmäßig niederzubrennen und neu aufzubauen, um dem »Hospitalismus« – Pyämie, Erysipel (Wundrose) und anderen Vergiftungen – vorzubeugen. Es wurden heftige Debatten darüber geführt, wie Krankenhäuser sicherer gemacht werden könnten, durch bessere Standortwahl, Architektur, Lüftung, Hygiene und so weiter.

Die weitverbreitete Kritik an veralteten, korrupten und gesundheitsschädigenden Krankenhäusern führte

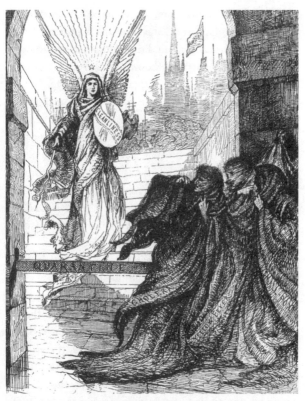

35 *Vor den Toren.*
Die Geister der Cholera, der Pocken und des Gelbfiebers
weichen zurück vor einer Schranke mit der
Aufschrift »Quarantäne« und einem Engel,
der ein Schwert und einen Schild mit der Aufschrift
»Reinlichkeit« hält. 1885.

im achtzehnten Jahrhundert zu einer Spitalreformkampagne. Der Philanthrop John Howard wandte sich von der Gefängnisreform ab und dem Umbau der Krankenhäuser zu. Er beharrte insbesondere auf größerer Sauberkeit und mehr frischer Luft zur Bekämpfung der tödlichen miasmischen Ausdünstungen, die er und andere für die schockierende Sterblichkeit in Gefängnissen und Krankenhäusern verantwortlich machten. Später verlangten viele, unter ihnen Florence Nightingale, die Krankenhäuser aufs Land zu verlegen. Angesichts solcher Probleme blieb das Krankenhaus ein Ort für Arme; wer es sich leisten konnte, ließ sich zu Hause behandeln. Bis zu diesem Zeitpunkt gab es keine medizinischen Verfahren, die auf Krankenhäuser beschränkt waren; man konnte auf dem Küchentisch operiert werden und brachte die Kinder zu Hause zur Welt.

Der Einfluß der Medizin auf die Krankenhäuser wuchs nur langsam. Sie wurden von den weltlichen Gönnern oder geistlichen Orden geführt, die sie finanzierten. Die Krankenpflege wurde überdies traditionellerweise von geistlichen Orden als Teil ihrer christlichen Nächstenliebe geleistet. Der fromme Vincent de Paul gründete den Orden der Barmherzigen Schwestern im siebzehnten Jahrhundert primär als Pflegeorden, und im katholischen Europa und selbst in Nordamerika blieb die Krankenpflege bis in jüngste Zeit eine typische Aufgabe religiöser Orden. Als Folge der Rundumattacke der Französischen Revolution auf die Kirche wurden geistliche Pflegeorden abgeschafft oder verstaatlicht. Napoleon allerdings kehrte teils aus Notwendigkeit zum Status quo zurück, und Hospitäler wurden erneut von frommen Spenden finanziert und von geistlichen Orden geführt.

Verschiedene Entwicklungen waren schließlich für den zunehmenden Einfluß der Medizin in den Krankenhäusern verantwortlich. Ihre Türen wurden mehr und mehr für Medizinstudenten geöffnet, und Professoren mit Zugang zu Klinikbetten – wie Boerhaave in Leiden – benutzten typische Krankheitsfälle als Anschauungsmaterial. In Wien führte die von Anton Stoerck 1770 durchgeführte Krankenhausreform zu klinischem Unterricht in den Krankensälen, während der Erfolg der medizinischen Fakultät in Edinburgh zu einem großen Teil ihrer Nähe zum städtischen Krankenhaus zu verdanken war.

Mit der um 1800 einsetzenden Entwicklung neuer medizinischer Methoden wie der physischen Untersuchung, pathologischen Anatomie und Statistik (vgl. Kapitel 4), wurde aus dem Krankenhaus als Ort der Wohltätigkeit, Fürsorge und Rekonvaleszenz das medizinische Kraftwerk, das wir heute kennen. Die neue anatomisch-klinische Medizin, von Pionieren wie Laennec im Hôpital Necker und Louis im Hôtel Dieu in Paris vorangetrieben, war die Errungenschaft riesiger öffentlicher Hospitäler, wo Forscher und Studenten praktische Erfahrungen im Übermaß sammeln konnten. Die Klinik, wie man das Krankenhaus jetzt nannte, wurde zum Dreh- und Angelpunkt der Medizin. Es wurden Krankenhauseinrichtungen geschaffen, die es ermöglichten, Zusammenhänge zwischen Autopsiebefunden und der Pathologie des lebenden Patienten zu erkennen. Massenuntersuchungen von Patienten erlaubten es, Krankheiten ontologisch als selbständige Einheiten und nicht mehr als Einzelfallphänomene zu identifizieren; Statistiken ermöglichten die Schaffung repräsentativer Krankheitsprofile. Das Krankenhaus des neunzehnten Jahrhunderts beschränkte sich nicht mehr darauf, Patienten zu behandeln, sondern wurde zum Ort, an dem Studenten bei nunmehr institutionalisierten Arztvisiten Krankheiten studieren konnten; die Patienten, auf die Wohltätigkeit angewiesen, durften sich nicht beklagen. Zu guter Letzt war auch die Leichenhalle ein ideales Trainingsgelände für Studenten und Forscher.

Das neunzehnte Jahrhundert sah überdies eine große Zahl neuer Spezialkliniken, meistens von idealistischen und ambitionierten Ärzten ins Leben gerufen, denn die Verbindung mit einem Krankenhaus bedeutete professionellen Einfluß. 1860 gab es allein in London 66 spezialisierte Krankenhäuser und Krankenhausapotheken, zum Beispiel das Royal Hospital for Diseases of the Chest (für Krankheiten der Brust; 1814), das Brompton Hospital (für Tuberkulose; 1841), das Royal Marsden Hospital (für Krebs; 1851), das Hospital for Sick Children Great Ormond Street (Kinderkrankenhaus; 1852) und das National Hospital, Queen Square (für Nervenkrankheiten; 1860). Ähnliche Krankenhäuser entstanden in der gesamten entwickelten Welt. Kinderkrankenhäuser wurden 1802 in Paris, 1830 in Berlin, 1834 in Sankt Petersburg und 1837 in Wien gegründet. Die Massachusetts Eye and Ear Infirmary (Augen-und-Ohren-Krankenhaus) nahm 1824 seinen Betrieb auf, das Boston Lying-In Hospital (ein Entbindungskrankenhaus) 1832, das New York Hospital for Diseases of the Skin (für Hauterkrankungen) 1836 und so weiter.

Mit der Schaffung des modernen, medizinisch ausgerichteten Krankenhauses veränderte sich auch der Pflegeberuf, wurde professionalisiert und erhielt seine eigenen Strukturen und Karrieremöglichkeiten. In protestantischen Ländern, wo es keine religiös begründete Berufung gab, waren die Krankenpflegebedingungen immer schon eher zufälliger Natur gewesen; so war das Stereotyp etwa der englischen Krankenschwester das eines schlampigen, betrunkenen Schlachtrosses – man denke an Charles Dickens' Sairey Gamp und Betsy Prig (in *Leben und Abenteuer Martin Chuzzlewits*).

Das von Theodor Fliedner, dem lutherischen Pastor von Kaiserswerth bei Düsseldorf, gegründete Diakonissinnen-Mutterhaus bedeutete eine bemerkenswerte Weiterentwicklung. Es sollte junge Damen zu Pflege-Diakonissinnen ausbilden, was damals eine recht gehobene Stellung war. Im Jahr 1840 besuchte Elizabeth Fry das Mutterhaus und gründete bei ihrer Rückkehr nach London das Institute of Nursing.

Erst der Krimkrieg (1853–1856) jedoch sollte in England die Notwendigkeit einer Pflegereform ins öffentliche Bewußtsein rücken und schuf mit Florence Nightingale seine Heldin. Die aus gehobenen, gutsituierten Verhältnissen stammende Florence Nightingale fand im Pflegeberuf einen Weg, ihrer Familie zu entfliehen und im Kriegsdienst ihr Talent und ihre Energie einzusetzen. Sie studierte im Ausland und verbrachte unter anderem drei Monate in Kaiserswerth und bei den Barmherzigen Schwestern in Paris. Als die schockierenden Berichte des

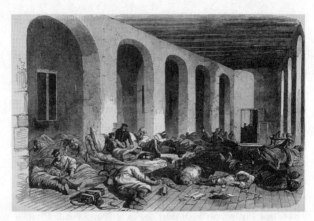

36 Erbärmliche Verhältnisse im Krankenhaus von Sebastopol während des Krimkrieges. Holzschnitt, 1855.

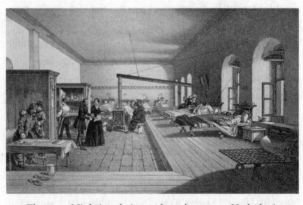

37 Florence Nightingale in stark verbesserten Verhältnissen im Krankenhaus von Scutari während des Krimkrieges. Lithographie, E. Walker, 1908.

Times-Journalisten W. H. Russell von der Krim enthüllten, daß britische Soldaten von männlichen Pflegern ohne Ausbildung versorgt wurden, wurde sie von Kriegsminister Sidney Herbert gebeten, etwas zu unternehmen. Sie traf mit 38 Krankenschwestern im Kasernenkrankenhaus Scutari am Schwarzen Meer ein. Trotz heftiger Opposition schaffte sie es in nur sechs Monaten, die Verhältnisse auf den Kopf zu stellen und die Sterblichkeitsrate von 40 Prozent auf 2 Prozent zu senken.

Der außerordentliche Erfolg von Nightingale führte 1856 mit Hilfe von Spenden zur Schaffung einer Pflegerinnenausbildung. In Kooperation mit dem St. Thomas's Hospital in London begannen 1860 die ersten Nightingale-Pflegerinnen ihre Ausbildung. In ihren *Notes on Nursing* (1858; *Rathgeber für Gesundheits- und Krankenpflege*) und den *Notes on Hospitals* (1859; *Bemerkungen über Hospitäler*) unterstrich sie die Bedeutung von Hygiene, frischer Luft, strenger Disziplin, *esprit de corps* und der Hingabe an den Pflegeberuf als Berufung. Nightingale-Schulen wurden Ausbildungsstätten für Lehrerinnen, die das System über die folgenden zwanzig Jahre über ganz Großbritannien, nach Australien, Kanada, Neuseeland und in die Vereinigten Staaten von Amerika verbreiteten.

Ähnliche Reformen waren in den Vereinigten Staaten bereits von Dorothea Dix eingeleitet worden, die kurz nach Ausbruch des Bürgerkriegs die Oberaufsicht über die United States Army Nurses erhalten hatte. Der Pflegeberuf machte überall große Fortschritte. Um 1900 schrieb Sir William Osler: »Die gut ausgebildete Krankenpflegerin ist zu einem Segen der Menschheit geworden, zusammen mit dem Arzt und dem Priester – und kein bißchen weniger wichtig.« Sein abschließender Punkt war richtig, wenn er auch verschleierte, daß die Pflegerin routinemäßig dem (männlichen) Arzt untergeordnet war.

Der Bau gut ausgestatteter und steriler Operationssäle, wo seit etwa 1880 modernste antiseptische Chirurgie möglich war, machte das Krankenhaus von einer Zuflucht für Bedürftige zu einer Heilmaschine, zum Retter der Schwerkranken. Neben Gratisplätzen für die Armen wurden jetzt auch private Abteilungen für zahlende Patienten gebaut.

Im Verlauf des zwanzigsten Jahrhunderts wurde die Chirurgie zunehmend komplizierter, und eine Unzahl von Labortests und anderen Untersuchungen wurde eingeführt; die dafür notwendigen riesigen und teuren technischen Apparaturen (zum Beispiel der unförmige Elektrokardiograph) waren nur in Krankenhäusern verfügbar und einsetzbar. Seit der Einführung der eisernen Lunge bei Kinderlähmung (in den 1930er Jahren) und der Dialysemaschine (in den 1940er Jahren) wurde die Lebenserhaltung in unterschiedlicher Form zu einer Aufgabe des Krankenhauses. Ambulanzdienste bei Unfällen und Notfällen sowie Bluttransfusionen trugen ebenfalls dazu bei, das Krankenhaus zum Zentrum der Akutmedizin werden zu lassen, lange vor dem Aufkommen der Intensivstationen mit ihren Beatmungsgeräten und Bildschirmreihen. Es wurde zur allgemein akzeptierten Annahme, daß für alle potentiell lebensbedrohlichen Erkrankungen und anspruchsvollen medizinischen Behandlungen die allesumfassende Umgebung des Krankenhauses der beste Ort sei. Es wurde normal, im Krankenhaus zur Welt zu kommen – und sie dort auch wieder zu verlassen.

Eine Vielzahl diagnostischer und chirurgischer Entwicklungen hob das Ansehen des Krankenhauses in der Fachwelt und der Öffentlichkeit an. 1930 erinnerte sich Robert Morris im Rückblick auf 50 Jahre Praxis in den USA:

> Eine der größten Veränderungen, die ich in den vergangenen 50 Jahren beobachtet habe, war die der öffentlichen Meinung über Krankenhäuser. In den Tagen vor der antiseptischen Operationsmethode herrschte allgemeine und wohlbegründete Furcht vor ihnen. Doch mit der Verbreitung dieser Methode verschwand auch die Angst schnell aus den Gedanken der Laien. Überall auf der Welt stand das Wort »Hospital« für Seuchen oder Wahnsinn. Nur wenige gingen freiwillig an einen solchen Ort, ganz gleich, wie gut er für eine effiziente Routinearbeit ausgerüstet war. Heute hat fast jeder mit irgendeiner ernsten Krankheit den Wunsch, dorthin zu gehen.

Alle diese Veränderungen ließen auch die Spitalkosten in die Höhe schießen. Bis 1950 verschlangen Krankenhäuser in den USA zwei Drittel der Gesundheitskosten, und der Anteil steigt weiter an. Besonders teuer waren technologische Innovationen, von der eisernen Lunge und dem Elektronenmikroskop in den 1930er Jahren zu den Millionen teuren Computertomographen in den 1970er Jahren. Die in den meisten Ländern eher zufällig und freiwillig finanzierten Krankenhäuser sahen sich plötzlich enormen finanziellen Problemen gegenüber.

In den USA reagierte man darauf mit Geschäftsstrategien, kombiniert mit privaten Versicherungsplänen, mit denen sich wohlhabende Patienten alle Krankenhausleistungen sicherten. Ungefähr seit der Jahrhundertwende kurbeln die engen Verbindungen, die zwischen moderner universitärer Ausbildung, Forschungsinstituten und philanthropischer Finanzierung bestehen, die Entwicklung amerikanischer Krankenhäuser an – sowohl was ihre Errichtung als auch ihre Bedeutung für den medizinischen Fortschritt angeht.

Die USA erlebten einen Krankenhausboom, und Krankenhäuser wurden zu den Hauptquartieren und Machtzentren der medizinischen Elite. Inzwischen hatten die Ärzte die volle Kontrolle über die Institution gewonnen, und das Vertrauen in ihre Führung wurde von einer Ideologie gestärkt, die jede biomedizinische Errungenschaft als Zeichen des Fortschritts deutete. Krankenhauslabors bringen medizinische Innovationen hervor, die dank der krankenhausgestützten medizinischen Ausbildung von Institutionen und Ärzten aller Hierarchien und Stufen verbreitet wird. Profitieren soll der Patient. Wie Film und Fernsehen vermitteln, ist die moderne Medizin eine Medizin der glänzenden, stromlinienförmigen Krankenhäuser.

Spitzenkrankenhäuser und ihre Forschungs- und Lehreinrichtungen wurden von Washington, den Bundesstaaten und philanthropischen Organisationen wie der Rockefeller Foundation finanziert. Zwischen den Kriegen gab diese Stiftung Millionen von Dollars für Universitäten und Krankenhäuser aus – nicht nur in den USA, auch in mehreren anderen Ländern –, um jene wissenschaftlich betriebene Krankenhausmedizin zu fördern, die der angesehene und einflußreiche Flexner-Report zur medizinischen Bildung 1910 vorgegeben hatte. Wenig überraschend sind die USA heute weltweit führend in klinischer Wissenschaft, das heißt in krankenhausgestützter Forschung. Nobelpreise für Medizin und Physiologie folgten rasch und regelmäßig. 1934 ging der Preis an George Richards Minot und William Parry Murphy aus Boston, gemeinsam mit dem Pathologen George Whipple, die zeigten, daß die damals tödliche perniziöse Anämie mit einer Leberdiät erfolgreich behandelt werden konnte. Später ging der Preis an Charles Huggins für seine Hormontherapie zur Behandlung von Prostatakrebs, an Philip Showalter Hench für die Einführung der Kortisonbehandlung bei Arthritis und an Daniel Bovet für die Entdeckung der Antihistamine. Ein Blick in die Liste der Nobelpreisträger der jüngeren Vergangenheit zeigt, daß eine beträchtliche Anzahl der Empfänger aus der amerikanischen Krankenhausmedizin stammt, mit Studien über Cholesterol, Retroviren und Transplantationschirurgie.

Das Krankenhaus erlangte auch in Großbritannien größte Bedeutung, doch auf einem anderen Weg, denn die Verbindungen zwischen Krankenhäusern, medizinischer Ausbildung und Forschung sind dort indirekterer Natur. Das bis zum Zweiten Weltkrieg bunte Gemisch an öffentlichen und privaten, großen und kleinen Spitälern wurde in der Erwartung hoher Opferzahlen aus deutschen Bombardements verstaatlicht. Das hatte zwei hauptsächliche Folgen: Die Krankenhäuser begannen auf die Finanzierung durch die Regierung zu zählen, und sie waren besser an staatlich geplante Maßnahmen angepaßt. 1948 wurden sie in den National Health Service integriert (mit Ausnahme einiger Elitekrankenhäuser mit Lehrfunktion, die ein gewisses Maß an Selbstbestimmung behielten) und sind seither sein bedeutendster und mit Abstand teuerster Bestandteil.

Dank der koordinierten Zusammenarbeit verschiedener Spezialisten werden Krankenhäuser in jüngster Zeit für die moderne medizinische Versorgung als unentbehrlich angesehen. Gerade in den USA gleichen sie inzwischen riesigen Geschäftskonzernen. Als er den Vorsitz der Hospital Corporation of America (Nashville, Tennessee) übernahm, sagte ein ehemaliger Chef einer Fast-Food-Kette: »Das Wachstumspotential von Krankenhäusern ist unbeschränkt: es ist sogar besser als das von Kentucky Fried Chicken.« Kein Wunder, angesichts von Leistungssteigerungen enormen Umfangs. Die Zahl der jährlichen Krankenhauseintritte stieg von 146500 im Jahr 1873 auf über 29000000 in den späten 1960er Jahren. Während sich die Bevölkerungszahl verfünffachte, stieg die Inanspruchnahme von Krankenhäusern um das Zweihundertfache. 1909 gab es 400000 Spitalbetten in den USA; 1973 waren es 1,5 Millionen. In Großbritannien verdoppelte sich zwischen 1860 und 1940 die Zahl der Krankenhausbetten pro Einwohner, und dann noch einmal bis 1980. Neuerdings liegt der Schwerpunkt auf der Stabilisierung der Bettenzahl und einem schnelleren Patienten-»Durchlauf«; der einzelne Krankenhausaufenthalt wird im Interesse der Kosteneffizienz abgekürzt.

Heutzutage wird Spitzenmedizin von einer Armee aus medizinischen Assistenten, Technikern, Hilfspersonen, Managern, Buchhaltern, Geldbeschaffern und anderen Schreibtischarbeitern in eigens errichteten Krankenhäusern betrieben, die alle in rigide Hierarchien und einen strengen Verhaltenskodex eingebunden sind. Angesichts dieser Bürokratisierung erstaunt es nicht, daß wieder Kritik laut geworden ist. Jetzt wird das Krankenhaus aber nicht mehr als Pforte zum Tod verunglimpft, sondern als seelenlose, anonyme, verschwenderische und ineffiziente Maschine, die Medizin nach den Geboten der Medizin betreibt und nicht nach den Bedürfnissen der Patienten.

Als Folge neuer Ansätze auf dem Gebiet der psychischen Erkrankungen wurden seit den 1960er Jahren zahllose psychiatrische Kliniken geschlossen, während Sterbehospize mit persönlicheren Einrichtungen für unheilbar Kranke geschaffen wurden. Ob die Medizin der Zukunft das immer weiter wachsende Krankenhauswesen noch braucht oder sich noch leisten kann, ist unklar. Die heutigen Riesenkrankenhäuser werden vielleicht bald als die Dinosaurier der Medizin erscheinen. Werden sie verschwinden wie die Irrenanstalten?

8 Die Medizin in der modernen Gesellschaft

> Das Maß an Gesundheitsfürsorge, die ein Individuum treffen kann, ist praktisch unbegrenzt.
>
> Enoch Powell, Britischer Gesundheitsminister

Im Verlauf ihrer Geschichte war die westliche Medizin fast immer eine unbedeutende Angelegenheit zwischen einer kranken Person und einem Heiler gewesen, sei der nun Amateur- oder Berufsheiler, ordentlicher Arzt oder Quacksalber. Die Praktizierenden waren meistens selbständig, und die Arzt-Patient-Beziehung basierte auf einer freiwilligen, privaten und vertraulichen Übereinkunft. Andere Heilsysteme wie karitative Polikliniken oder religiöse Schreine legten großen Wert auf den persönlichen Touch.

All dies hat sich geändert. Das moderne Gesundheitswesen ist sowohl auf staatlicher wie auf privater Ebene zu einem Dienstleistungskoloß geworden; in vielen Ländern beträgt sein Anteil am Bruttosozialprodukt mehr als jeder andere Zweig – in den USA gegenwärtig unglaubliche 15 Prozent. Kritiker nennen ihn einen Moloch, eine außer Kontrolle geratene Institution oder zumindest eine, die nicht mehr von den Bedürfnissen der Patienten, sondern nur noch von Profitstreben und Macht bestimmt ist. Die persönliche, für die Heilung so essentielle Note ist verschwunden, sagen die Millionen, die den Glauben an die Schulmedizin verloren haben.

Dieser Übergang vom kleinen Einmann- zum Konzernunternehmen ist zumindest teilweise die Folge der gigantischen Entwicklungen in Grundlagen- und klinischer Forschung und der pharmakologischen und chirurgischen Revolution, die wir in den vorangegangenen Kapiteln diskutiert haben. Claude Bernard reichte in der Mitte des neunzehnten Jahrhunderts die Mitgift seiner Frau, um seine Forschungen zu finanzieren, der Entdecker der Huntington-Chorea, der kleine amerikanische Landarzt George Sumner Huntington (1851–1916), konnte seine ärztlichen Instrumente alle in seiner Satteltasche verstauen. Aber schon sein Zeitgenosse, der Bakteriologe Robert Koch, der ebenfalls als kleiner Landarzt angefangen hatte, sollte zum Schluß über mehrere palastähnliche Forschungsinstitute gebieten. Und seither gelten Expansion, Kapitalinvestition, Bürokratisierung, Konsumdenken, die Ökonomie der Größe und Arbeitsteilung als eherne Gesetze dieses Geschäfts. Die Schulmedizin ist ohne ihre Forschungszentren und High-Tech-Universitätskrankenhäuser undenkbar geworden; die Medizinmaschine hat eine außergewöhnliche Eigendynamik entwickelt.

In der zunehmend komplizierten medizinischen Arbeitsteilung sind Ärzte, die einmal die Herren im Hause waren, zwar noch immer sehr angesehen, aber letztlich nur noch ein Rädchen im Getriebe. Von den ungefähr 4,5 Millionen Beschäftigten im amerikanischen Gesundheitswesen (5 Prozent der gesamten arbeitenden Bevölkerung) ist nur etwa jeder siebzehnte praktischer Arzt. Ungefähr neun von zehn im modernen Medizinbetrieb Beschäftigten behandeln nie selber einen Patienten. Vor zweihundert Jahren gab es so gut wie keine medizinischen Beamten oder »Schreibtischtäter«.

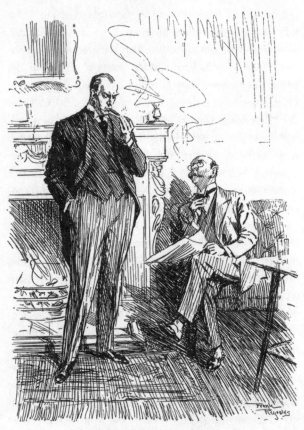

38 Arzt und Chirurg diskutieren über einen Patienten.
Cartoon aus *Punch*, 1925.

Arzt: »Wofür haben Sie Jones operiert?«
Chirurg: »Für hundert Pfund.«
Arzt: »Nein, ich meine, was er hatte.«
Chirurg: »Hundert Pfund.«

Die Systematisierung der modernen Gesundheitsfürsorge ging Hand in Hand mit der Umdefinierung ihrer Aufgaben und Ziele. Früher behandelte ein Arzt seine Patienten einfach, so gut er es verstand. Mit der Zeit jedoch begann die Medizin – aus eigenem Anspruch und auf Wunsch der Menschen – eine größere und aktivere Rolle für das Wohlergehen des Bürgers und für das Gesundheitsbewußtsein der Gesellschaft zu spielen. Im jungen Wohlfahrtsstaat mit staatlichen Gesundheitseinrichtungen machte die Medizin ihren Einfluß in Heim und Büro, Schule und Fabrik, in der Verwaltung, den Gerichten und im Militär geltend. Je wissenschaftlicher und wirkungsvoller die Medizin wurde, desto mehr vertrauten Öffentlichkeit, Politiker und Medien auf ihr Potential und sahen in der Heilkunst eine Art gute Fee, die allen ihre Wünsche erfüllen würde.

In marktwirtschaftlich organisierten Gesellschaften wurde die Medizin überdies zu einem Konsumgut, dessen Nachfrage – dank einem ständig wachsenden Einnahmenüberschuß – kontinuierlich gestiegen ist. Und seit der Einführung einer staatlichen Krankenversicherung durch den schlauen Reichskanzler Otto von Bismarck im neu geschaffenen deutschen Nationalstaat (1883) lassen Politiker eine verbesserte Gesundheitsversorgung stets wie eine Karotte vor den Nasen der Wähler baumeln. Eine Wahl ist nicht mehr nur mit Brot und Spielen zu gewinnen, sondern mit Betten und Skalpellen.

Vor dem zwanzigsten Jahrhundert wuchs der Einfluß des Staates in diesen Angelegenheiten eher zufällig. Gesetzliche Vorschriften blieben in der Regel auf einzelne Probleme beschränkt (wie bei der Übertragung von ansteckenden Krankheiten). Um 1900 waren Ärzte zwar überall staatlich zugelassen, doch gab es nirgendwo eigentliche Verbote gegen freie Heilpraktiker; das medizinische Ethos zur Gewährleistung der korrekten medizinischen Behandlung wurde der professionellen Selbstkontrolle überlassen. In den Industriestaaten fanden Bestimmungen etwa über Kanalisation, Hygiene oder Pocken Aufnahme in die Gesetzbücher. Doch insbesondere in den USA blieb die Gesundheitsfürsorge – genau wie die Fürsorge für Alte und Bedürftige – eine Mischung aus freiwilligen, religiösen und wohltätigen Einrichtungen, während Medizin für jene, die sie sich leisten konnten, ein privates Geschäft blieb, ähnlich dem Kauf von Möbeln oder der Verpflichtung eines Musiklehrers.

All das begann sich im zwanzigsten Jahrhundert langsam aber sicher zu ändern. Es wurde allgemein akzeptiert, daß das effiziente Funktionieren einer extrem komplexen industrialisierten Wirtschaft, in Friedensebenso wie in Kriegszeiten, eine Bevölkerung voraussetzt, die nicht nur Lesen und Schreiben kann und die Gesetze befolgt, sondern auch gesund ist. Und in Demokratien, wo aus Arbeitern Wähler geworden waren, war ein funktionierendes Gesundheitswesen eine Möglichkeit, Unzufriedenheit und Revolution vorzubeugen.

Eine gute Gesundheit war auch in den Propagandakriegen des zwanzigsten Jahrhunderts ein gewichtiges Argument. Das faschistische Italien, Nazideutschland und die kommunistische Sowjetunion beteten alle zu den Götzen Gesundheit und Fitneß. Während die Nationalsozialisten auf der einen Seite Schädlinge der Gesellschaft (die angeblich die Gesundheit der Nation sabotierten) zu identifizieren vorgaben und das »Krebsgeschwür« der Juden auszurotten versuchten, überhöhten sie auf der anderen Seite den Arbeiter, die gebärfreudige Mutter und das schöne Kind, riefen zu Körperertüchtigung, Wandern, paramilitärischem Drill, Sport und Sonnenbaden auf und lancierten die erste Nichtraucherkampagne. Doch in den beiden Weltkriegen waren im Gesundheitswesen sowohl den totalitären wie den demokratischen Staaten die Hände gebunden: Die zentrale Gesundheitsversorgung erforderte den Einsatz riesiger Summen an öffentlichen Geldern und Mitteln, um die Soldaten einsatzfähig und die zivile Moral hoch zu halten.

Die Staatsapparate, gleich welcher Couleur, begannen im zwanzigsten Jahrhundert die Gesundheitsfürsorge zu kontrollieren, die Planer sprachen sich für eine neue Aufgabenstellung der Medizin aus. Die konventionelle Eins-zu-eins-Behandlung sei beschränkt und greife zu kurz, argumentierten die Reformer. Warum warten, bis die Menschen krank werden? War Prävention nicht besser als Heilen? Es mußte doch sinnvoller sein herauszufinden, warum die Menschen überhaupt erkrankten, und dann, mit Hilfe von Statistik, Soziologie und der aufregenden neuen Disziplin der Epidemiologie, Maßnahmen zur Förderung der Gesundheit zu ergreifen. In einer rationalen, demokratischen und fortschrittlichen Gesellschaft sollte die Medizin selber ihre Stimme erheben, sie sollte führen, nicht folgen. Sie sollte den krankmachenden Tendenzen einer Gemeinschaft auf den Grund gehen und sie mittels weitsichtiger Gesetze und

Bestimmungen, Erziehung und spezifischer Aufklärung und Praxis ausmerzen: durch Vorsorgeuntersuchungen, Tests, Gesundheitsinformationen, Geburtsvorbereitung und Säuglingspflege.

Weil die herkömmliche Medizin Krankheit nur auf einer individuellen, klinischen Ebene betrachtete, wurde sie als kurzsichtig kritisiert – wie wenn man endlos versucht, einen nassen Fußboden zu trocknen, statt den tropfenden Wasserhahn zu reparieren. Gesundheit sollte als Ausdruck der kollektiven Lebenskraft verstanden werden. Außerdem könne Krankheit nicht spontan, sondern nur durch geplante Intervention bekämpft werden. Solche Ansichten, die manchmal »Sozialmedizin« genannt werden, wurden in Europa (in etwas geringerem Ausmaß auch in Nordamerika) lautstark begrüßt, und zwar von Planern und Beamten, Sozialisten und Marxisten, progressiven Ärzten, medizinischen Rationalisten und nicht zuletzt von Patrioten, die eine nationale Vorherrschaft mit Hilfe einer mörderisch-darwinistischen Politik zu erreichen versuchen, einer Politik, deren ureigenster Grundsatz biomedizinischer Natur war: Vogel friß oder stirb.

Der Ruf zur Modernisierung der Medizin wurde von der Erkenntnis beeinflußt, daß sich auch das Krankheitsumfeld veränderte. Epidemiologen entdeckten, daß die vorherrschenden Krankheiten nicht mehr die klassischen, von Luft, Wasser oder Ungeziefer übertragenen Infektionen des frühen Industriezeitalters waren: Cholera, Fleckfieber, Typhus und so weiter. An die Stelle der alten Seuchen waren neue, chronische Leiden getreten. Die Medizin mußte sich einem Komplex tiefsitzender und um sich greifender Funktionsstörungen zuwenden, die bisher kaum beachtet worden waren: empfindliche Säuglinge, zurückgebliebene Kinder, anämische Mütter, Angestellte mit Geschwüren, Arthritis, Rückenschmerzen, Schlaganfälle, Erbkrankheiten, Depressionen und andere Neurosen, und alle Altersbeschwerden, die wir der höheren Lebenserwartung verdanken.

Um all dieses Leiden, diese Not und Verschwendung zu bekämpfen, müsse die Medizin eine positive und systematische Unternehmung werden, müsse scheinbar gesunde und normale Menschen ebenso wie kranke systematisch überwachen, große Gruppen von Menschen von der Kindheit bis ins hohe Alter begleiten, ererbte, chronische und veranlagte Beschwerden aufzeichnen und Krankheit in bezug auf Variablen wie Einkommen, Ausbildung, soziale Schicht, Ernährung und Wohnverhältnisse studieren. Krankheit wurde so zu einem sozialen ebenso wie einem biologischen Konzept, das es statistisch, soziologisch, psychologisch und politisch zu verstehen galt.

Das zwanzigste Jahrhundert brachte eine Unzahl an Programmen und Vorschriften zum Umgang mit dieser neu entdeckten Sozialpathologie und zur Verbesserung der allgemeinen Gesundheit hervor. Die ihnen zugrundeliegenden politischen Ideologien reichten von der sozialistischen Linken (Staatsmedizin soll soziale Gerechtigkeit schaffen und den Benachteiligten helfen) bis zur faschistischen Rechten (Nationen müssen sich und ihre Kolonien gegen soziale »Schädlinge« verteidigen). Das liberale, individualistische Modell der hippokratischen Medizin als unangreifbarer privater Vertrag zwischen

Patient und Arzt am Krankenbett schien so oder so der Vergangenheit anzugehören.

Neue Gesundheitsphilosophien bedienten sich positiver und optimistischer Visionen, denen eine sozialere Medizin und eine »medizinischere« Gesellschaft vorschwebten. Ermutigt durch die Erfolge der Bakteriologie, der Tropenmedizin und der chirurgischen Revolution, stieg das Vertrauen in die Möglichkeiten der Medizin und Gesundheitsfürsorge rapide an. In einer von Krieg, Gewalt, Klassenkampf und wirtschaftlicher Depression zerrissenen Welt schien die Medizin jene edle Kraft zu sein, die das Gute schuf, nicht zuletzt in der dritten Welt. Ihr Nutzen war offensichtlich – ihre Grenzen sollten sich erst später zeigen.

Über die Jahrhunderte haben verschiedene Kräfte die Medizin langsam zu einer öffentlichen Sache werden lassen, sei es im Bereich des Staates oder des Marktes. Bei Notfällen waren Ärzte immer schon gerufen worden, gerade bei Pest und Krieg. Im neunzehnten Jahrhundert ergaben sich neue Wachstumsimpulse für die öffentliche Medizin, beispielsweise im Umgang mit der latenten Gefahr der armen Kranken und den von der Industrialisierung verursachten Umweltproblemen.

Angetrieben von umsichtigen und humanitären Gedanken, ersann man medizinische Maßnahmen, um die Leiden der Massen zu lindern. Im neunzehnten Jahrhundert kamen von religiösen oder weltlichen Wohltätigkeitsorganisationen und von der öffentlichen Hand unterstützte Krankenhausapotheken und Krankenhäuser für die Armen auf. Nach den neuen Armengesetzen von 1834 stellten die Krankenstationen der Armenhäuser Heerscharen von Armen in England Betten zur Verfügung.

Angesichts der wild um sich greifenden Krankheiten der Industriegesellschaft predigte die Hygienebewegung sauberes Wasser und gute Abflußrohre, körperliche und moralische Reinlichkeit; in einigen Ländern, vor allem in Großbritannien, führte sie zu gesetzlichen Zwangsmaßnahmen. Staaten und Städte ernannten Ärzte zu medizinischen Gesundheitsbeamten, öffentlichen Analytikern, Fabrikinspektoren, forensischen Experten, Gefängnisärzten und Anstaltsaufsehern. Ärzte fanden Anstellungen im öffentlichen Dienst, fürchteten aber, ihre Unabhängigkeit zu kompromittieren.

Gleichzeitig schuf der Markt verlockende Möglichkeiten. Gerade die amerikanische Medizin erwies sich als besonders erfinderisch und aktiv in der Förderung neuer Spezialgebiete und kommerzieller Einrichtungen. Sie schuf umfassendere Angebote und diagnostische Tests, gewann neue Kunden und erschloß neue Einnahmequellen. Die Medizin wurde zu einem Geschäftszweig, und das Business boomte.

Hauptsächlich in den großen Städten erkannten amerikanische Privatärzte Vorteile darin, sich wie Anwälte oder Geschäftsleute zu verhalten, und eröffneten Praxen mit allen erdenklichen Einrichtungen in besten Innenstadtlagen – eine in England so gut wie unbekannte Entwicklung. Ärzte lockten Patienten an, indem sie Telefonisten und Techniker anheuerten, Röntgenapparate anschafften und chemische Labors einrichteten und so Vertrauen schufen. Schon 1929 war die Mayo

Clinic in Rochester, Minnesota, ein unglaublich riesiger Laden mit 386 Ärzten, 895 Laboranten, Krankenschwestern und anderen Angestellten. Die Klinik war in einem 15stöckigen Haus untergebracht und hatte 288 Untersuchungszimmer und 21 Labors.

In Großbritannien wuchsen die Bäume für die Privatärzte nicht gleichermaßen in den Himmel. Und weil Politiker Pläne zu einer Gesundheitsversicherung und Staatsmedizin prüften, fühlten sie sich benachteiligt. Der Berufsstand sah sich darum einem Dilemma gegenüber, als der Liberale Lloyd George seine National Insurance nach Bismarckschem Vorbild lancierte. Das Modell sah eine staatliche Gesundheitsversicherung für die Arbeiterklasse vor, die vom einzelnen, dem Arbeitgeber und dem Staat gemeinsam finanziert wurde. Versicherte Arbeiter erhielten kassenpflichtige medizinische Behandlung durch einen Kassenarzt und Erwerbsausfallentschädigung während der ersten dreizehn Wochen einer Krankheit (wobei Männer mehr erhielten als Frauen). Es gab auch einige Einschränkungen. So waren etwa die Krankenhauskosten – mit der Ausnahme von Tuberkulosesanatorien – nicht gedeckt, und die Familien der Versicherten waren nicht mitversichert. (Es gab allerdings einen Schwangerschaftszuschuß, denn Kinder waren die Zukunft der Nation.) Diese Maßnahme sollte bei den Wählern ankommen und gleichzeitig etwas für den von der Rekrutierungskrise im Burenkrieg offengelegten miserablen Gesundheitszustand der Arbeiter tun.

Zunächst waren die Ärzte entrüstet – sie wollten nicht zu staatlichen »Mädchen für alles« reduziert werden. Schließlich entschieden sich aber doch die meisten,

Kassenärzte zu werden, und merkten, daß das neue Verhältnis zum Staat sicher und einträglich war. Die National Insurance vertiefte zwar den Graben zwischen Hausärzten und Spitalärzten, was das Gefüge des Berufsstandes auf lange Sicht beeinflussen sollte, stabilisierte aber andererseits die geschätzte Beziehung zwischen dem Patienten und seinem Hausarzt, der angenehm erreichbar blieb.

In den Industrienationen rückte in der Zwischenkriegszeit die Familie ins Zentrum der Aufmerksamkeit von Staatsmedizin und Gesundheitsversorgung, wenn auch die Einzelheiten von Land zu Land unterschiedlich waren. Während des Ersten Weltkriegs hatte Premierminister Lloyd George vollmundig versprochen, ein Land für Helden zu schaffen, doch Großbritannien erlebte kriegsbedingte Armut, Arbeitslosigkeit und Krankheit. Im festen Glauben, daß »in nicht zu ferner Zukunft der Staat die volle Verantwortung für die Krankenfürsorge übernehmen wird«, richtete er 1919 ein Ministry of Health ein, doch war dies eher ein Ersatz für weitere Maßnahmen als deren Ausgangspunkt.

Nach der bolschewistischen Revolution von 1917 wurde in der Sowjetunion der Staat zum Arbeitgeber im Medizin- und Krankenhauswesen und förderte die Wissenschaften und die praktische Erfahrung. Kostenlose und universelle (steuerfinanzierte) Behandlung war ein Recht. Wenn der Standard auch nicht überall gleich hoch war, so bedeutete dies doch einen enormen Schritt nach vorn. Deutschland führte das von Bismarck geschaffene staatlich kontrollierte Versicherungswesen weiter, das sich auf freiwillige karitative Gesellschaften und auf Arbeitgeberprogramme stützte. Die von staatlichen Zuschüssen ausgenommene Mittelschicht hatte die Möglichkeit, die ärztliche Versorgung über private oder berufliche Versicherungspläne zu gewährleisten. In Frankreich vergütete ein staatliches Versicherungssystem den Patienten die Arzthonorare, bei freier Arzt- und Krankenhauswahl. Öffentliche Krankenhäuser blieben allerdings unterfinanziert und auf niedrigem Niveau, so daß sich die Versicherten vermehrt den privaten zuwandten. Obwohl Mütter Kinderzulagen erhielten und die Familiengründung gefördert wurde, blieb der Geist des ökonomischen Liberalismus in Frankreich stark, er schützte die Unabhängigkeit von Patienten und Ärzten und verhinderte eine gesetzliche Krankenversicherung wie in Deutschland. Erst 1930 wurde ein Sozialversicherungsgesetz verabschiedet.

In den Vereinigten Staaten von Amerika wurde die Krankenversicherung zu einem ewigen Zankapfel. Zunächst hielt sich die American Medical Association bedeckt, doch in der chauvinistischen Atmosphäre nach dem Ersten Weltkrieg, als alles Deutsche und Sowjetische verteufelt wurde, verschärfte sich der Ton, und die AMA erklärte sich. In den Worten eines Arztes aus Brooklyn: »Die obligatorische Krankenversicherung ist eine unamerikanische, unsichere, unwirtschaftliche, unwissenschaftliche, unfaire und skrupellose Form der Gesetzgebung, unterstützt von ... schlecht beratenen Pfarrern und hysterischen Frauen.« Das *Journal* der AMA befürchtete, ein solches Gesetz würde Amerikaner zu Automaten verkommen lassen. Die AMA wurde sogar noch konservativer und widersetzte sich dem Sheppard-Towner Act, der Gesundheitsprogramme für Mütter und Kinder unterstützen sollte, und opponierte 1924 gegen die Errichtung von Veteranenspitälern – beide nähmen den Privatärzten die Butter vom Brot, sagte sie.

Präsident Franklin D. Roosevelts *New Deal* sollte das Land aus der Depression führen und schien den Weg für ein staatliches Gesundheitsprogramm frei zu machen; viele Maßnahmen des *New Deal* galten denn auch in der Tat dem Gesundheitswesen. Die Depression und die Beliebtheit von Präsident Roosevelt, der selber ein Opfer der Kinderlähmung war, zwangen die AMA, ihre Ansichten zu mäßigen.

Während der Depression, als viele ihre Arzthonorare nicht mehr bezahlen konnten und die einst florierenden Krankenhäuser in eine Krise gerieten, führten die Spitäler freiwillige Versicherungsprogramme ein, um ihre Kunden zu schützen, was kommerzielle Versicherungsunternehmen auf den Plan rief. Daraus entstanden die Blue Cross- (Krankenhaus) und Blue Shield-Versicherungsprogramme (Arzneimittel und Operationen). Die anfänglich skeptische AMA lockerte ihre Opposition, denn freiwillige Programme entsprachen ihren Interessen eher als staatliche Pflichtprogramme.

Als Folge davon wurde die Krankenversicherung zum großen Geschäft. Von 1940 bis 1960 wuchs der Sektor der Privatversicherung in Amerika explosionsartig, und das Versicherungsmodell dominierte die private Medizin. Familien aus der Mittelschicht, sehr oft auch deren Arbeitgeber, bezahlten über Versicherungspläne für die primäre ärztliche und die Krankenhausversorgung. Ärzte und Krankenhäuser stritten sich um das gute Geschäft.

Inzwischen hatte sich die Gesundheitspolitik in Deutschland in eine ganz andere Richtung entwickelt. Das 1904 gegründete *Archiv für Rassen- und Gesellschaftsbiologie*, das Hauptorgan der Eugenikbewegung, forderte, der »biologischen und psychologischen Entartung« der arischen Rasse Einhalt zu gebieten. Adolf Hitler, der 1933 Reichskanzler wurde, dämonisierte in *Mein Kampf* (1933) Juden, Zigeuner und andere Gruppen als Feinde der Herrenrasse, und die nationalsozialistische Medizin bezeichnete Nichtarier bald schon als Untermenschen. Der Antisemitismus, der im Holocaust gipfelte, wurde von prominenten Ärzten und Psychiatern unterstützt, insbesondere jenen, die im Nationalsozialistischen Deutschen Ärztebund organisiert waren.

Ärzte und Wissenschaftler beteiligten sich eifrig an der Vollstreckung der Nazipolitik, wie der Sterilisierung von »genetisch Unwerten«. Ärzte sterilisierten fast 400 000 geistig Behinderte, Epileptiker und Alkoholiker – und zwar noch vor dem Ausbruch des Krieges im September 1939. Später wurde der sogenannte »Gnadentod« in den psychiatrischen Krankenhäusern zur Routine: Zwischen Januar 1940 und September 1942 wurden 70 723 psychisch Kranke vergast. Viele wurden Opfer der nationalsozialistischen Programme mit Menschenversuchen. Die »Endlösung« der »Judenfrage« wurde medizinisch gerechtfertigt.

Auch in Japan wurden Menschenversuche durchgeführt. 1936 wurde in Pingfan in der nördlichen Mandschurei, die damals von Japan militärisch besetzt war, ein medizinisch-wissenschaftliches Zentrum unter der Leitung von Dr. Shiro Ishii aufgebaut, um die Forschung mit Bakterien voranzutreiben. Es produzierte genug tödliche Mikroben – Milzbrand, Dysenterie, Typhus, Cholera und Beulenpest –, um die gesamte menschliche Rasse mehrmals auszulöschen; einige der Mikroben wurden an der einheimischen Bevölkerung getestet.

Eine der Reaktionen auf diese Perversionen war in der Nachkriegszeit die Gründung einer internationalen Bewegung für Ethik in der Medizin, die unter anderem den Nürnberger Kodex (1947) verfaßte. Obwohl er Genozid nicht als Verbrechen definierte, sollte der Kodex garantieren, daß medizinische Forschung nie wieder mißbraucht würde. Seine Prinzipien wurden in der Deklaration von Helsinki (1964) weiter verfeinert, als zwischen therapeutischen Experimenten (klinische Forschung kombiniert mit professioneller Pflege) und nichttherapeutischen Experimenten (ohne Nutzen für das Versuchsobjekt) unterschieden wurde.

Der Idealismus und Optimismus, mit dem in Großbritannien das Ende des Zweiten Weltkriegs begrüßt wurde, führte zu einer einmaligen Reorganisation der medizinischen Versorgung. Die Vorlage dazu lieferte der *Beveridge Report on Social Insurance and Allied Services* (1942; *Der Beveridgeplan. Sozialversicherung und verwandte Leistungen*), der den »fünf Giganten«, die die Gesellschaft bedrohen, den Krieg erklärte: Mangel, Unwissen, Krankheit, Schmutz und Untätigkeit. Er schlug ein neues Gesundheitssystem vor, allen sollte eine kostenlose Behandlung ihren Bedürfnissen entsprechend gewährt werden, ohne Zahlung von Versicherungsprämien und ohne Rücksicht auf die wirtschaftlichen Verhältnisse. Alle Einkommensveranlagungen sollten eingestellt werden. Es war eine noble Vision.

Die Labour Party, die bei den Wahlen von 1945 einen Erdrutschsieg errang, machte sich an die Umsetzung des Plans und setzte den 5. Juli 1948 als Tag der Einführung fest. Eine der zentralen Maßnahmen von Gesundheitsminister Aneurin Bevan war die Verstaatlichung aller Krankenhäuser, städtischer ebenso wie wohltätiger. Er war kein Anhänger kommunaler oder regionaler Exekutiven und wollte alle Krankenhäuser – die jetzt, wie in Amerika, als Flaggschiffe der Medizin erkannt wurden – unter Zentralverwaltung stellen. Die Reorganisation, mit der die Regierung die Verantwortung für 1143 freie Krankenhäuser mit über 90000 Betten und 1545 städtische Krankenhäuser mit 390000 Betten übernahm, bedeutete die umfassendste Maßnahme, die im Zusammenhang mit Krankenhäusern je in einem westlichen Land durchgeführt wurde. Der NHS revolutionierte die Medizin nicht und zementierte sogar noch die alte Trennung zwischen Krankenhausärzten und Hausärzten (die damals meistens noch in Einzelpraxen praktizierten); den Krankenhausärzten gehörten die Hospitäler, den Hausärzten die Patienten.

Zum ersten Mal war nun ein akzeptabler medizinischer Standard für alle verfügbar. Das System des NHS erwies sich als effizient, relativ gerecht und lange Zeit sehr populär. Leider stellte sich die Hoffnung, daß bessere Behandlung zu einem geringeren Bedarf an Medizin und dadurch niedrigeren Ausgaben führen würde, als frommer Wunsch heraus. Man machte auch die bittere Erfahrung, daß eine sozialere Medizin das markante

Mißverhältnis zwischen Armen und Reichen in bezug auf die Gesundheit letztlich nicht beheben konnte. Am Ende des Jahrhunderts gefährdete ein anhaltend knauseriges Investitionsgebaren (immer eine Gefahr in einem zentralisierten System, das die Steuern niedrig halten will) die Zukunft eines erstaunlich erfolgreichen Experiments und das Vertrauen der Öffentlichkeit in dasselbe.

Dem NHS vergleichbare Entwicklungen folgten in anderen, britisch beeinflußten Ländern wie Neuseeland. Auch Kanada ging später den Weg der sozialisierten Medizin. Saskatchewan startete 1962 seinen Medical Care Insurance and Hospital Services Plan, der den Bürgern Zugang zu einer Versicherung ermöglichte, die viele medizinische Dienstleistungen umfaßte. Dieses Regierungsprogramm wurde mit einer jährlichen Steuer und mit bundesstaatlicher Unterstützung finanziert. Der 1967 eingeführte zentrale Medical Care Act koordinierte das System im ganzen Land.

Als sich Westeuropa nach den Verwüstungen des Krieges in den 1950er Jahren auf einen neuen Wohlstand zubewegte, nahmen verschiedene staatlich unterstützte Gesundheitssysteme Gestalt an. Schwedens 1955 eingeführtes System brachte den Bürgern medizinische Fürsorge und Krankengeld. Westdeutschland hielt an den Krankenkassen fest, um Ärzte zu entschädigen, während Frankreich bei der staatlichen Wohlfahrtsunterstützung blieb, die den Patienten die meisten medizinischen Ausgaben erstattete.

Die USA gingen weiter ihren eigenen Weg. Seit den dreißiger Jahren schlossen jene, die es sich leisten konnten, eine private Versicherung ab, unterstützt von steuerabzugsfähigen Arbeitnehmerprogrammen. Unter dem eingebürgerten System der Behandlung gegen Bezahlung konkurrierten Ärzte und Krankenhäuser mit Angeboten immer besserer Leistungen – häufigere Checkups, bessere Tests, neueste Verfahren, eine größere Auswahl an optionalen Operationen und so weiter. Die Kosten stiegen zwangsläufig, die Profite ebenso, und als Präsident Truman 1948 ein nationales Gesundheitsprogramm ausheckte, opponierte die AMA erfolgreich dagegen.

Trotz des im ganzen Land verteidigten Systems der privaten Medizin übernahm die amerikanische Regierung einen immer größer werdenden Anteil an den Gesundheitskosten. Die Bundesregierung gewährleistete über die Streitkräfte, die Veterans Administration, den Public Health Service und den Indian Health Service für Millionen von Amerikanern die primäre medizinische Versorgung.

Zu den etablierten privaten Krankenversicherungsprogrammen wie dem Blue Cross kamen die Health Maintenance Organizations (HMO), angefangen mit dem Kaiser Foundation Health Plan in Kalifornien. Im Jahr 1960 sicherte dieses Programm bereits einer halben Million Versicherter die medizinische Versorgung, und 1990 beschäftigte es 2500 Ärzte in 58 Kliniken und 23 Krankenhäusern. HMO-Mitglieder zahlen monatliche Prämien (die billiger sind als herkömmliche Versicherungen) und genießen dafür umfassende medizinische Betreuung.

Die Ungleichheit zwischen der vortrefflichen Versorgung der wohlhabenden, versicherten Familien und dem

Elend der Armen und Alten wurde immer eklatanter. Die Ungerechtigkeit wurde zu einer nationalen Schande und diente der Demokratischen Partei als Wahlthema. Präsident Lyndon B. Johnson profitierte von einer Welle idealistischer Gefühle nach der Ermordung von John F. Kennedy und machte die Gesundheitsversorgung zu einem Element der Sozialfürsorgeeinrichtung Medicaid (die neben Medicare, die Kranken- und Vorsorgeeinrichtung für die Alten, gestellt wurde). Beide Programme erwiesen sich als inflationär, weil Anbieter nach wie vor auf der Basis der Behandlung gegen Bezahlung entschädigt wurden.

Das Gesundheitswesen wurde zu einem bedeutenden Wachstumsfaktor der amerikanischen Wirtschaft und umfaßte die pharmazeutische Industrie, Hersteller von diagnostischen Apparaten, Laborinstrumenten und therapeutischen Geräten, daneben das gesamte medizinische Personal, die Krankenhausteams und ihr Gefolge aus Controllern, Versicherern, Anwälten, Öffentlichkeitsarbeitern und Buchhaltern. Die Ausgaben stiegen weiter an, allerdings in einem völligen Mißverhältnis zur tatsächlichen Verbesserung des Gesundheitszustandes der Menschen.

Das Paradox, daß die reichste Nation der Welt (die auch eine der gesündesten ist) immer mehr Geld für die Medizin ausgibt, rief von verschiedenen Seiten Kritiker auf den Plan. Konservative prangerten Medicaid und Medicare als Blankoschecks an, die in einem unvollkommenen und kostenintensiven Medizinbusineß (das einseitig den Anbietern nützte) sowohl Konsumenten wie Anbieter korrumpierten. Konsumenten kritisierten die professionellen und kommerziellen Monopole, gründeten Patientenorganisationen und forderten die Rechte der Patienten ein. Das medizinische Establishment geriet in den 1960er Jahren selber unter Beschuß, als die wissenschaftliche und technologische Arroganz eine populistische Gegenkultur hervorrief. Desaster mit neuen Medikamenten, insbesondere Thalidomid, wurden als Beweise für technisches Versagen und professionelles Fehlverhalten gesehen. Die Kritiker der riesigen, unpersönlichen psychiatrischen Kliniken forderten deren Schließung. Feministinnen verteufelten eine patriarchalische Medizin, die sich etwa im routinemäßigen Gebären in Krankenhäusern manifestierte, und erkämpften sich mit Slogans wie »Our Bodies, Our Selves« (»Mein Körper gehört mir«) wieder die Kontrolle über den eigenen Körper. Und die Aufdeckung der außer Kontrolle geratenen Gesundheitskosten beleuchtete immer wieder die Lage derer, die von dem ganzen Betrieb ausgeschlossen waren. Im Jahr 2000 hatten rund 40 Millionen Amerikaner keine Krankenversicherung – fast jeder sechste Bürger unter 65.

Die Kritik am Gesundheitswesen wurde gegen Ende des zwanzigsten Jahrhunderts in der gesamten westlichen Welt schärfer. War das Gesundheitswesen rentabel? War es gerecht? War es sicher? Wie ließ sich die Öffentlichkeit vor medizinischen Kunstfehlern schützen? Die Ironie dabei war, daß die Menschen insgesamt länger und gesünder lebten als je zuvor. Dieser Vertrauensverlust führte viele dazu, alternative Heilmethoden, die patientenfreundlicher schienen, auszuprobieren. Doch weder in Nordamerika noch in jenen europäischen Ländern, die unter der Krise des Wohlfahrtsstaates leiden, hat diese Welle der Kritik strukturelle Reformen hervorgebracht, lediglich ein Sammelsurium an Initiativen zur Kosteneindämmung, neuen Management- und Verteilungsstrategien und kurzfristigen Budgets. Die von der Clinton-Administration 1992 versprochene Reform des amerikanischen Gesundheitswesens brachte überhaupt nichts. Und die Eignung der vom Westen in die dritte Welt exportierten Medizin wurde zunehmend hinterfragt. Trotz der weltweiten Ausrottung der Pocken wüten Malaria, Tuberkulose und Aids in vielen unterentwickelten Ländern der Welt ungehindert und unkontrolliert weiter.

Im Verlauf des zwanzigsten Jahrhunderts wurde die Gesundheitsversorgung zu einem integralen Bestandteil der Maschinerie der industrialisierten Gesellschaft. Die Konsequenzen daraus sind nicht leicht einzuschätzen. Die enormen Ungleichheiten zwischen der Gesundheit der Reichen und der Armen, die die Statistiker des neunzehnten Jahrhunderts entlarvten, bleiben bestehen, während sich die Schere zwischen den Gesundheitsstandards der ersten und der dritten Welt immer weiter öffnet. Im Idealfall verfügt die moderne Medizin über die Möglichkeiten, Individuen gesund, schmerzfrei und am Leben zu erhalten. Ihr Beitrag zur Gesundheit der Menschheit in einem weiteren Sinne bleibt fragwürdig. Viele glauben, daß Investitionen in die öffentliche Gesundheit, in Umwelthygiene und in bessere Ernährung den Menschen in der dritten Welt weit mehr nützen würden als raffinierte klinische Medizinprogramme.

Gleichzeitig tragen Umweltmaßnahmen und verbesserte Lebensumstände viel mehr zu einer höheren Lebenserwartung – die wir heute als so selbstverständlich voraussetzen – bei als die Medizin. Bei den Krankheiten des Alters macht die Medizin nur kleine Fortschritte. Angesichts dieser Faktoren scheint es sicher, daß sich Rolle und Leistung der Medizin im einundzwanzigsten Jahrhundert weiter verändern werden, indem sich nämlich der Akzent von der Bekämpfung von Krankheiten hin zur Erfüllung von Lifestyle-Wünschen, Körperperfektionierung und weiterer Lebensverlängerung verschieben wird. Die Medizin befindet sich vielleicht an der Schwelle zu einer der tiefgreifendsten Veränderungen in ihrer langen und wechselvollen Geschichte. Doch gegenwärtig ist das Klima – nach der Goldgräberstimmung vor einigen Generationen – nicht von Optimismus, sondern von den Ängsten vor dem neuen Jahrtausend geprägt.

ANHANG

Verzeichnis der Abbildungen

Frontispiz: Ein Tropfen Londoner Wasser, Cartoon aus *Punch*, 1850.

1. Der Tod auf der Weltkugel. Frontispiz aus *English Dance of Death*, Thomas Rowlandson, 1816.
2. Ein Arzt in Pestschutzkleidung. Kupferstich, nach Manget.
3. Das Influenzavirus in Gestalt eines Monsters. Tuschezeichnung, E. Noble, 1918.
4. Ein junger Verehrer kniet vor dem als junges Mädchen verkleideten Tod. Eine Satire auf die Syphilis.
5. Eine junge Venezianerin, kurz vor und nach der Infektion mit Cholera.
6. Ein gichtgeplagter Mann gibt sich der Völlerei hin. Der Schmerz ist durch einen Teufel versinnbildlicht, der ihm den Fuß verbrennt. Kupferstich, G. Cruikshank, 1818.
7. Ein afrikanischer Medizinmann oder Schamane benutzt Symbole und kleine Tiere, um einen Dämon (eine Krankheit) auszutreiben. Holzschnitt, nach J. Leech.
8. Figur des Asklepios. Radierung, N. Dorigny.
9. Die vier Humores, 15. Jahrhundert.
10. Vier Männerköpfe, die jedes der vier Temperamente verkörpern. Kupferstich, W. Johnson, frühes 19. Jahrhundert.
11. Chirurgen bei der Amputation eines Unterschenkels. Aquatinta, Thomas Rowlandson, 1793.
12. »Annalen eines Winterkurorts«, Cartoon aus *Punch*, 1850.
13. *Der Arzt*. Luke Fildes, 1891.
14. Einem Mann sprießt nach der Einnahme von J. Morisons pflanzlichen Pillen Gemüse aus allen Teilen seines Körpers. Lithographie, C. J. Grant, 1831.
15. Ein Mann wird im Namen der Hydrotherapie mit einem Wasserguß behandelt. Lithographie, C. Jacque, Paris, 1843.

16 Vesalius lehrt Anatomie. Andreas Vesalius, 1543.
17 Holzschnittporträt des Vesalius. Andreas Vesalius, 1543.
18 Skelett. Andreas Vesalius, 1543.
19 Zwei Arme mit hervortretenden Blutgefäßen, die auf den Blutkreislauf hinweisen. William Harvey, 1628.
20 Experimente über tierische Elektrizität unter Verwendung von Froschbeinen. Galvani, 1791.
21 Diagramm des ersten hölzernen Stethoskops. Laennec, 1819.
22 Pasteur in seinem Labor, umgeben von verschiedenen wissenschaftlichen Instrumenten.
23 Edward Jenner im Pocken- und Inokulationshospital. Radierung, James Gillray, 1801.
24 Entnahme von Lymphe aus einem Kalb zur Herstellung von Impfstoffen. C. Staniland, 1883.
25 Syphilispatienten werden mit Quecksilber behandelt. John Sintelaer, 1709.
26 Eine Tafel zeigt Kauterisationspunkte an verschiedenen Teilen des Körpers. 1462.
27 Eine Erste-Hilfe-Tafel für Barbier-Chirurgen zeigt, wie verwundete Soldaten zu behandeln sind. Holzschnitt, sechzehntes Jahrhundert.
28 Ein kranker Mann wird von seinem Arzt zur Ader gelassen. Kupferstich, James Gillray, 1804.
29 »The man-midwife.« Ein Frontalporträt in zwei Hälften, deren eine einen Mann, die andere eine Frau darstellt. Kupferstich, I. Cruikshank, 1793.
30 Eine Frau bei der Geburt, unterstützt von einem männlichen Geburtshelfer, der unter einem Tuch hantiert, um die Frau nicht zu beschämen. Holzschnitt, 1711.
31 Zehn Diagramme zeigen verschiedene Methoden, ein Kind mit Hilfe der Geburtszange zur Welt zu bringen. Kupferstich, 1791.
32 Chirurgen ohne Schutzkleidung untersuchen mit Hilfe von Röntgenstrahlen den Brustkorb eines Mannes. W. Small, 1900.
33 Eine Leiche wird mit Zeitungen ausgestopft, nachdem

zwei Chirurgen die Organe geplündert haben. Lithographie, N. Dorville, 1901.
34 Ansicht einer Krankenstation im Middlesex Hospital. Aquatinta, J. Stadler, 1808.
35 *Vor den Toren*. Die Geister der Cholera, Pocken und des Gelbfiebers weichen vor einer Schranke mit der Aufschrift »Quarantäne« und einem Engel, der ein Schwert und einen Schild mit der Aufschrift »Reinlichkeit« hält, zurück. 1885.
36 Erbärmliche Verhältnisse im Krankenhaus von Sebastopol während des Krimkrieges. Holzschnitt, 1855.
37 Florence Nightingale in stark verbesserten Verhältnissen im Krankenhaus von Scutari während des Krimkrieges. Lithographie, E. Walker, 1908.
38 Arzt und Chirurg diskutieren über einen Patienten. Cartoon aus *Punch*, 1925.

Autor und Verlag bedanken sich bei den folgenden Institutionen für die Erlaubnis, Illustrationen in diesem Buch abzubilden: The Punch Library, Frontispiz, 12 und 38; The National Library of Medicine USA, 4, 19, 22, 23 und 35; The Bodleian Library, University of Oxford (MS Ashmole 1462, fol. 9v), 26; © The British Library London, 27; © Tate London, 2002, 13. Alle anderen Abbildungen mit Genehmigung der Wellcome Library, London.

Weiterführende Literatur

Hier folgen einige Empfehlungen für die Leser, die sich eingehender mit den Themen dieses Buches befassen möchten.

Empfehlenswerte und ausführliche allgemeine Medizingeschichten

Conrad L.; Neve M.; Nutton V.; Porter R.; Wear A., *The Western Medical Tradition: 800BC to AD1800*. Cambridge (Cambridge University Press) 1995. [erzählt die Geschichte bis 1800.]

Duffin J., *History of Medicine: A Scandalously Short History*. Toronto (University of Toronto Press) 1999. [In Tat und Wahrheit 430 Seiten lang!]

Duin N.; Sutcliffe J., *A History of Medicine: From Prehistory to the Year 2020*. London, New York (Simon and Schuster) 1992. [Deutsch: *Geschichte der Medizin: Von der Antike bis zum Jahr 2020*. (Übers. von S. Vogel.) Köln (vgs) 1993.]

Grmek M.D. (Hrsg.), *Western Medical Thought from Antiquity to the Middle Ages*. Cambridge MA (Harvard University Press) 1998.

Hall T.S., *History of General Physiology 600 B.C. to A.D. 1900*, 2 Bde. Chicago (University of Chicago Press) 1975.

Hudson R.P., *Disease and its Control: The Shaping of Modern Thought*. Westport (Greenwood Press) 1983.

Loudon I. (Hrsg.), *Western Medicine: An Illustrated History*. Oxford (Oxford University Press) 1997.

Magner L.M., *A History of Medicine*. New York (Marcel Dekker) 1992.

Magner L.M., *A History of the Life Sciences*, 2. Aufl. New York (Marcel Dekker) 1994.

Porter R. (Hrsg.), *The Cambridge Illustrated History of Medicine*. Cambridge (Cambridge University Press) 1996.

Ich habe mich in diesem Buch auf Unterlagen gestützt, die ich ausführlicher in *The Greatest Benefit to Mankind: A Medical History of Humanity* (London: HarperCollins, 1997) [Deutsch: *Die Kunst des Heilens: Eine medizinische Geschichte der Menschheit von der Antike bis heute*. (Übers. von J. Wissmann.) Heidelberg, Berlin (Spektrum Akademischer Verlag) 2000.] diskutiert habe. Dieser Band kann für weitere Details und eine ausführlichere Bibliographie herangezogen werden. Eine Veröffentlichung jüngeren Datums zum Thema der sozialen Bedeutung von Krankheit und Medizin ist das von mir verfaßte Buch *Bodies Politics: Disease, Death and the Doctors in Britain: 1650–1914* (London: Reaktion Books, 2001).

Nachschlagewerke

Bendiner J.; Bendiner E., *Biographical Dictionary of Medicine*. New York (Facts on File) 1990.

Blakemore C.; Jennett S. (Hrsg.), *The Oxford Companion to the Body*. Oxford (Oxford University Press) 2001.

Bynum W.F.; Porter R. (Hrsg.), *Companion Encyclopedia of the History of Medicine*, 2 Bde. London (Routledge) 1993.

Lock S.; Last J.; Dunea G. (Hrsg.), *The Oxford Illustrated Companion to Medicine*. Oxford (Oxford University Press) 2001.

McGrew R.E., *Encyclopedia of Medical History*. New York (McGraw-Hill) 1985.

Morton L.T., *A Medical Bibliography (Garrison and Morton): An Annotated Check-list of Texts Illustrating the History of Medicine*, 4. Aufl. Aldershot, Hants (Gower) 1983.

Morton L.T.; Moore R.J., *A Bibliography of Medical and Biomedical Biography*. Aldershot (Scolar Press) 1989.

Lesenswerte Anthologien

Enright D.J. (Hrsg.), *The Faber Book of Fevers and Frets*. London (Faber) 1989.

Gordon R., *The Literary Companion to Medicine: An Anthology of Prose and Poetry*. London (Sinclair-Stevenson) 1993.

Ich habe in diesem Buch bewußt darauf verzichtet, auf Kontroversen der Geschichtsschreibung einzugehen, welcher der beste Zugang zur Geschichte der Medizin sei. Für eine engagierte und aktuelle Einführung dazu verweise ich auf Ludmilla Jordanova, »The Social Construction of Medical Knowledge«, *Social History of Medicine*, viii (1995), 361–382.

Vorwort

Über die subjektive Seite von Krankheit, Tod und Medizin

Ariès P., *The Hour of Our Death*. London (Allen Lane) 1981. [Deutsch: *Geschichte des Todes*. München (Übers. von H.-H. Henschen und U. Pfau.) (dtv) 1996.]

Gilman S.L., *Health and Illness: Images of Difference*. London (Reaktion Books) 1995.

Helman C., *Culture, Health and Illness: An Introduction for Health Professionals*. Bristol (Wright) 1984. [Ausführungen eines Medizinethnologen.]

Morris D.B., *Illness and Culture in the Postmodern Age*. Berkeley (University of California Press) 1998.

Rey R., *Histoire de la douleur*. Paris (Editions la Découverte) 1993.

Sontag S., *Illness as Metaphor*. New York (Farrar, Straus & Giroux) 1978; London (Allen Lane) 1979. [Deutsch: *Krankheit als Metapher*. (Übers. von K. Kersten und C. Neubaur.) Frankfurt/M. (Fischer Taschenbuch Verlag) 1992.]

Sontag S., *AIDS and its Metaphors*. Harmondsworth (Allen Lane) 1989. [Deutsch: *Aids und seine Metaphern*. (Übers. von H. Fließbach.) München, Wien (Hanser) 1997.]

Zu nicht-westlichen Sichtweisen

Hinnells J.; Porter R. (Hrsg.), *Religion, Health and Suffering*. London (Kegan Paul) 1999.

Kleinman A., *Patients and Healers in the Context of Culture: An Exploration of the Borderland between Anthropology, Medicine and Psychiatry*. Berkeley (University of California Press) 1980.

1 Krankheit

Enzyklopädische Werke

Kiple K.F. (Hrsg.), *The Cambridge World History of Human Disease*. Cambridge (Cambridge University Press) 1993.

Empfehlenswerte allgemeine Übersichten

Crosby A.W., *Ecological Imperialism: the Biological Expansion of Europe, 900–1900*. New York (Cambridge University Press) 1986. [Deutsch: *Die Früchte des weißen Mannes: Ökologischer Imperialismus 900–1900*. (Übers. von N. Kadritzke.) Frankfurt/M. (Campus) 1991.]

Garrett L., *The Coming Plague: Newly Emerging Diseases in a World Out of Balance*. Harmondsworth (Penguin) 1994. [Deutsch: *Die kommenden Plagen: neue Krankheiten in einer gefährdeten Welt*. (Übers. von T. Kruse.) Frankfurt/M. (S. Fischer) 1996.]

Karlen A., *Man and Microbes*. New York (Putnam) 1996. [Deutsch: *Die fliegenden Leichen von Kaffa: Eine Kulturgeschichte der Plagen und Seuchen*. (Übers. von C. Hirte.) Berlin (Verlag Volk und Welt) 1996.]

McNeill W.H., *Plagues and Peoples*. Oxford (Anchor Press) 1976.

Über einzelne Krankheiten

Crosby A.W., *The Columbian Exchange, Biological and Cultural Consequences of 1492*. Westport, CT (Greenwood Press) 1972.

Dormandy T., *The White Death: A History of Tuberculosis*. London (Hambledon Press) 1999.

Durey M., *The Return of the Plague: British Society and the Cholera 1831–32*. Dublin (Gill & Macmillan) 1979.

Evans R.J., *Death in Hamburg: Society and Politics in the Cholera Years 1830–1910*. Oxford, New York (Oxford University Press) 1987. [Deutsch: *Tod in Hamburg. Stadt, Gesellschaft und Politik in den Cholera-Jahren 1830–1910*. (Übers. von K. A. Klewer.) Reinbek (Rowohlt) 1996.]

Gottfried R.S., *The Black Death: Natural and Human Disaster in Medieval Europe*. New York (The Free Press) 1983.

Grmek M.D., *Histoire du Sida: Début et Origine d'une Pandémie actuelle*. Paris (Payot) 1992. [Englisch: *History of AIDS: Emergence and Origin of a Modern Pandemic*. (Übers. von R.C. Maulitz und J. Duffin.) Princeton (Princeton University Press) 1994.]

Hopkins D., *Princes and Peasants: Smallpox in History*. Chicago (University of Chicago Press) 1983.

Kolata G., *Flu: The Story of the Great Influenza Pandemic of 1918 and the Search for the Virus that Caused it*. New York (Farrar, Straus & Giroux) 1999.

Nesse R.M.; Williams G.C., *Evolution and Healing. The New Science of Darwinian Medicine*. London (Weidenfeld and Nicolson) 1995.

2 Ärzte

Allgemeine Darstellungen

Cule J., *A Doctor for the People: 2000 Years of General Practice in Britain*. London (Update) 1980.

Nuland S., *Doctors: The Biography of Medicine*. New York (Knopf) 1988.

Shorter E., *Doctors and their Patients: A Social History*. New Brunswick (Transaction) 1991.

Speziellere Abrisse

Bonner T.N., *Becoming a Physician: Medical Education in Britain, France, Germany and the United States, 1750–1945*. New York, Oxford (Oxford University Press) 1995.

Brockliss L.; Jones C., *The Medical World of Early Modern France*. Oxford (Clarendon Press) 1997.

Digby A., *Making a Medical Living: Doctors and their Patients in the English Market for Medicine, 1720–1911*. Cambridge (Cambridge University Press) 1994.

Digby A., *The Evolution of British General Practice 1850–1948*. xOxford (Oxford University Press) 1999.

Estes J.W., *The Medical Skills of Ancient Egypt*. Canton, MA (Science History Publications) 1989.

Gentilcore D., *Healers and Healing in Early Modern Italy*. Manchester (University of Manchester Press) 1998.

Jackson R., *Doctors and Diseases in the Roman Empire*. Norman, OK (University of Oklahoma Press) 1998.

King H., *Hippocrates' Woman: Reading the Female Body in Ancient Greece*. London (Routledge) 1998.

Lawrence C., *Medicine in the Making of Modern Britain, 1700–1920*. London, New York (Routledge) 1994.

Lindemann L., *Medicine and Society in Early Modern Europe*. Cambridge (Cambridge University Press) 1999.

Longrigg J.N., *Greek Rational Medicine*. London (Routledge) 1993.

Loudon I., *Medical Care and the General Practitioner 1750–1850*. Oxford (Clarendon Press) 1986.

McCray Beier L., *Sufferers and Healers: The Experience of Illness in Seventeenth-Century England*. London (Routledge & Kegan Paul) 1987.

Nutton V., »What's in an Oath?«, *Journal of the Royal College of Physicians of London*, xxix (1995), 518–524.

Phillips E.D., *Greek Medicine*. London (Thames and Hudson) 1973.

Porter R.; Porter D., *In Sickness and in Health: The British Experience 1650–1850*. London (Fourth Estate) 1988.

Porter D.; Porter R., *Patient's Progress: Doctors and Doctoring in Eighteenth-Century England*. Cambridge (Polity Press) 1989.

Reeves C., *Egyptian Medicine*. Princes Risborough, Bucks. (Shire Publications) 1991.

Warner J.H., *The Therapeutic Perspective: Medical Practice, Knowledge and Identity in America, 1820–1885*. Cambridge, MA (Harvard University Press) 1986.

Wear A., *Knowledge and Practice in English Medicine 1550–1680*. Cambridge (Cambridge University Press) 2000.

Über Quacksalber und alternative Medizin

Gevitz N., *Other Healers: Unorthodox Medicine in America*. Baltimore, London (Johns Hopkins University Press) 1988.

Nicholls P.A., *Homeopathy and the Medical Profession*. London, New York (Croom Helm) 1988.

Porter R., *Quacks: Fakers and Charlatans in English Medicine.* Stroud (Tempus) 2000.

Saks M. (Hrsg.), *Alternative Medicine in Britain.* Oxford (Clarendon Press) 1991.

Young J.H., *The Medical Messiahs: A Social History of Health Quackery in Twentieth-Century America.* Princeton (Princeton University Press) 1967. [Deutsch: *Quacksalber: Geschichte des Kurpfuschertums in den USA im 20. Jahrhundert.* (Übers. von K. F. Lempp und W. v. Loeben.) Schwäbisch Gmünd (Lempp) 1972.]

Über Frauen und Medizin

Bonner T.N., *To The Ends of the Earth: Women's Search for Education in Medicine.* Cambridge, MA, London (Harvard University Press) 1992.

Pringle R., *Sex and Medicine: Gender, Power and Authority in the Medical Profession.* Cambridge (Cambridge University Press) 1998.

3 Der Körper

Breit angelegte kulturelle Studien

Feher M. (Hrsg.), *Fragments for a History of the Human Body,* 3 Bde. New York (Zone) 1989.

Kemp M.; Wallace M., *Spectacular Bodies: The Art and Science of the Human Body, from Leonardo to Now.* Berkeley, Los Angeles (University of California Press) 2000.

Über frühes medizinisches Denken

Ballester L.G.; French R.; Arrizabalaga J.; Cunningham A., *Practical Medicine from Salerno to the Black Death.* New York (Cambridge University Press) 1994.

Getz F.M., *Medicine in the English Middle Ages.* Princeton (Princeton University Press) c. 1998.

Nutton V., »Humoralism«. In: Bynum W.F.; Porter R. (Hrsg.), *Companion Encyclopedia of the History of Medicine.* London (Routledge) 1993, 281–291.

Siraisi N.G., *Medieval and Early Renaissance Medicine: An Introduction to Knowledge and Practice.* Chicago, London (Chicago University Press) 1990.

Über Anatomie und Physiologie

Carlino A., *Books of the Body: Anatomical Ritual and Renaissance Larning.* (Übers. von J. Tedeschi und A.C. Tedeschi.) Chicago (University of Chicago Press) 2000.

Debus A.G., *The Chemical Philosophy: Paracelsian Science and Medicine in the Sixteenth and Seventeenth Centuries*. New York (Science History Publications) 1977.

Frank R.G., *Harvey and the Oxford Physiologists: Scientific Ideas and Social Interaction*. Berkeley (University of California Press) 1980.

French R., »The Anatomical Tradition«. In: Bynum W.F.; Porter R. (Hrsg.), *Companion Encyclopedia of the History of Medicine*. London (Routledge) 1993, 81–101.

French R., *William Harvey's Natural Philosophy*. Cambridge (Cambridge University Press) 1994.

King L.S., *The Medical World of the Eighteenth Century*. Chicago (University of Chicago Press) 1958.

King L.S., *The Philosophy of Medicine: The Early Eighteenth Century*. Cambridge, MA (Harvard University Press) 1978.

O'Malley C.D., *Andreas Vesalius of Brussels 1515–1564*. Berkeley (University of California Press) 1964.

Richardson R., *Death, Dissection and the Destitute*. London (Routledge & Kegan Paul) 1987.

Roberts K.B.; Tomlinson J.D.W., *The Fabric of the Body: European Traditions of Anatomical Illustration*. Oxford, New York (Oxford University Press) 1992.

Schultz B., *Art and Anatomy in Renaissance Italy*. Ann Arbor (UMI Research Press) 1985.

Über Pathologie

Jarcho S. (Übers. und Hrsg.), *The Clinical Consultations of Giambattista Morgagni*. Boston (Countway Library of Medicine) 1984.

Maulitz R.C., *Morbid Appearances: The Anatomy of Pathology in the Early Nineteenth Century*. Cambridge, New York (Cambridge University Press) 1987.

4 Das Labor

Über Krankenhausmedizin

Ackerknecht E.H., *Medicine at the Paris Hospital, 1794–1848*. Baltimore (Johns Hopkins University Press) 1967.

Foucault M., *The Birth of the Clinic*. (Übers. von A.M.S. Smith.) London (Tavistock) 1973. [Deutsch: *Die Geburt der Klinik: Eine Archäologie des ärztlichen Blicks*. (Übers. von W. Seitter.) Frankfurt/M. (Fischer Taschenbuch Verlag) 1993.]

Über experimentelle Medizin im neunzehnten Jahrhundert

Brock T.D., *Robert Koch: A Life in Medicine and Bacteriology*. Madison, WI (Science Tech Publishers) 1988.

Brock T.D., *Justus von Liebig: The Chemical Gatekeeper*. Cambridge (Cambridge University Press) 1997.

Bynum W.F., *Science and the Practice of Medicine in the Nineteenth Century*. New York (Cambridge University Press) 1994.

Geison G.L., *The Private Science of Louis Pasteur*. Princeton (Princeton University Press) 1995.

Holmes F.L., *Claude Bernard and Animal Chemistry: The Emergence of a Scientist*. Cambridge, MA (Harvard University Press) 1974.

Spink W.W., *Infectious Diseases: Prevention and Treatment in the Nineteenth and Twentieth Centuries*. Folkestone (Dawson) 1978.

Über experimentelle Medizin im zwanzigsten Jahrhundert

Bliss M., *The Discovery of Insulin*. Edinburgh (Paul Harris) 1983.

Carpenter K.J., »Nutritional Diseases«. In: Bynum W.F.; Porter R. (Hrsg.), *Companion Encyclopedia of the History of Medicine*. London (Routledge) 1993, 463–482.

Cooter R.; Pickstone J. (Hrsg.), *Medicine in the Twentieth Century*. Amsterdam (Harwood) 2000.

Judson H., *The Eighth Day of Creation: Makers of the Revolution in Biology*. New York (Simon and Schuster) 1979. [Deutsch: *Der 8. Tag der Schöpfung: Sternstunden der neuen Biologie*. (Übers. von M. Würmli.) Wien, München (Meyster) 1980.]

Kevles D.J.; Hood L. (Hrsg.), *The Code of Codes: Scientific and Social Issues in the Human Genome Project*. Cambridge, MA, London (Harvard University Press) 1992. [Deutsch: *Der Supercode: Die genetische Karte des Menschen*. (Übers. von G. Kirchberger und R. v. Savigny.) Frankfurt/M., Leipzig (Insel-Verlag) 1995.]

Kolata G., *Clone: The Road to Dolly and the Path Ahead*. London (Allen Lane) 1997. [Deutsch: *Das geklonte Leben. Ein Jahrhundertexperiment verändert die Zukunft des Menschen*. (Übers. von H. Kober.) München, Zürich (Diana) 1997.]

Mazumdar P.M.H., *Species and Specificity: An Interpretation of the History of Immunology*. Cambridge (Cambridge University Press) 1995.

Medvei J.C., *A History of Clinical Endocrinology*. Lancaster (MTP Press) 1982.

Wilkie T., *Perilous Knowledge: The Human Genome Project and its Implications*. Berkeley (University of California Press) 1993.

[Deutsch: *Gefährliches Wissen: Sind wir der Gentechnik gewachsen?* (Übers. von M. Enders.) Hamburg (Rotbuch-Verlag) 1996.]

Empfehlenswerte Studien über Tropenkrankheiten

Foster W.D., *A History of Parasitology.* Edinburgh (E. & S. Livingstone) 1965.

Harrison G.A., *Mosquitoes, Malaria, and Man: A History of the Hostilities since 1880.* New York (Dutton) 1978.

Watts S., *Epidemics and History: Disease, Power and Imperialism.* New Haven, London (Yale University Press) 1997.

Wills C., *Yellow Fever, Black Goddess: The Coevolution of People and Plagues.* Reading, MA (Addison-Wesley) 1996.

Worboys W., »Tropical Diseases«. In: Bynum W.F.; Porter R. (Hrsg.), *Companion Encyclopedia of the History of Medicine.* London (Routledge) 1993, 511–560.

5 Behandlungsmethoden

Allgemeine Übersichten

Ackerknecht E.H., *Therapeutics from the Primitives to the 20th Century.* New York (Hafner) 1973. [Deutsch: *Therapie von den Primitiven bis zum 20. Jahrhundert. Geschichte der Diät.* Stuttgart (Enke) 1970.]

Leake C.D., *An Historical Account of Pharmacology to the 20th Century.* Springfield, IL (C. C. Thomas) 1975.

Weatherall M., »Drug Therapies«. In: Bynum W.F.; Porter R. (Hrsg.), *Companion Encyclopedia of the History of Medicine.* London (Routledge) 1993, 911–934.

Spezifische Themen

Estes J.W., *Dictionary of Protopharmacology: Therapeutic Practices, 1700–1850.* Canton, MA (Science History Publication/Watson Publishing International) 1990.

Hare R., *The Birth of Penicillin and the Disarming of the Microbe.* London (George Allen and Unwin) 1970.

Liebnau J., *Medical Science and Medical Industry: The Formation of the American Pharmaceutical Industry.* London (Macmillan) 1987.

Marks L., *Sexual Chemistry: A History of the Contraceptive Pill.* New Haven, London (Yale University Press) 2001.

Matthews L.G., *History of Pharmacy in Britain.* Edinburgh, London (E. & S. Livingstone) 1962.

Melville A.; Johnson C., *Cured to Death: The Effects of Prescription Drugs.* London (Secker and Warburg) 1982.

Riddle J.M., *Dioscorides on Pharmacy and Medicine*. Austin, TX (University of Texas Press) 1985.

Shorter E., *A History of Psychiatry. From the Era of the Asylum to the Age of Prozac*. New York (John Wiley & Sons) 1997. [Sehr gutes Buch zum Thema Psychopharmakologie.]

Tomes N., *The Gospel of Germs: Men, Women and the Microbe in American Life*. Cambridge, MA (Harvard University Press) 1998.

Warner J.H., *The Therapeutic Perspective. Medical Practice, Knowledge and Identity in America, 1820–1885*. Cambridge, MA (Harvard University Press) 1986.

Weatherall M., *In Search of a Cure: A History of Pharmaceutical Discovery*. Oxford, New York (Oxford University Press) 1990.

Ein empfehlenswertes Buch über pharmazeutische Innovationen

Lefanu J., *The Rise and Fall of Modern Medicine*. London (Little, Brown) 1999.

6 Chirurgie

Bud R., *The Uses of Life: A History of Biotechnology*. Cambridge, New York (Cambridge University Press) 1994. [Deutsch: *Wie wir das Leben nutzbar machten. Ursprung und Entwicklung der Biotechnologie*. (Übers. von H. Mönkemann.) Braunschweig, Wiesbaden (Vieweg) 1995.]

Fox R.C.; Swazey J.P., *The Courage to Fail: A Social View of Organ Transplants and Dialysis*, 2. Aufl. Chicago (University of Chicago Press) 1978.

Haeger K., *The Illustrated History of Surgery*. New York (Bell) 1988.

Lawrence G., »Surgery (Traditional)«. In: Bynum W.F.; Porter R. (Hrsg.), *Companion Encyclopedia of the History of Medicine*. London (Routledge) 1993, 957–979.

Ravitch M.M., *A Century of Surgery: 1880–1980*, 2 Bde. Philadelphia (J.B. Lippincott Co.) 1982.

Rutkow I.M., *Surgery: An Illustrated History*. St. Louis (Mosby-Year Book Inc., in Zusammenarbeit mit Norman Pub.) 1993.

Tröhler U., »Surgery (Modern)«. In: Bynum W.F.; Porter R. (Hrsg.), *Companion Encyclopedia of the History of Medicine*. London (Routledge) 1993, 980–1023.

Wallace A.F., *The Progress of Plastic Surgery: An Introductory History*. Oxford (William A. Meeuws) 1982.

Wangensteen O.H.; Wangensteen S.D., *The Rise of Surgery: From Empiric Craft to Scientific Discipline*. Minneapolis (University of Minnesota Press) 1978; Folkestone, Kent (Dawson) 1978.

Über das Problem der Sepsis

Loudon I., *Death in Childbirth: An International Study of Maternal Care and Maternal Mortality 1800–1950*. Oxford (Clarendon Press) 1992.

Über Gebären und Geburtshilfe

Gélis J., *History of Childbirth: Fertility, Pregnancy and Birth in Early Modern Europe*. Oxford (Polity Press) 1991. [Deutsch: *Die Geburt: Volksglaube, Rituale und Praktiken von 1500–1900*. (Übers. von C. Wilhelm.) München (Diederichs) 1989.]

O'Dowd M.J.; Philipp E.E., *The History of Obstetrics and Gynaecology*. New York, London (The Parthenon Publishing Group) 1994.

Wilson A., *The Making of Man-Midwifery: Childbirth in England 1660–1770*. London (University College Press) 1995.

7 Das Krankenhaus

Allgemeine Übersichten

Granshaw L.; Porter R. (Hrsg.), *The Hospital in History*. London, New York (Routledge) 1989.

Risse G., *Mending Modies, Saving Souls: A History of Hospitals*. New York (Oxford University Press) 2000.

Thompson J.D.; Goldin G., *The Hospital: A Social and Architectural History*. New Haven, London (Yale University Press) 1975.

Spezifische Studien

Howell J.D., *Technology in the Hospital: Transforming Patient Care in the Early Twentieth Century*. Baltimore (Johns Hopkins University Press) 1995.

Jones C., *The Charitable Imperative: Hospitals and Nursing in Ancien Régime and Revolutionary France*. London, New York (Routlege) 1990.

Miller T.S., *The Birth of the Hospital in the Byzantine Empire*. Baltimore (Johns Hopkins University Press) 1985.

Orme N.; Webster M., *The English Hospital, 1070–1570*. New Haven, London (Yale University Press) 1995.

Reiser S.J., *Medicine and the Reign of Technology*. Cambridge (Cambridge University Press) 1981.

Rosenberg C.E., *The Care of Strangers: The Rise of America's Hospital System*. New York (Basic Books) 1988.

Stevens R., *In Sickness and in Wealth: American Hospitals in the Twentieth Century*. New York (Basic Books) 1989.

Stevenson C., *Medicine and Magnificence: British Hospital and Asylum Architechture 1660–1815*. New Haven, London (Yale University Press) 2000.

Woodward J., *To Do the Sick No Harm. A Study of the British Voluntary Hospital System to 1875*. London, Boston (Routledge & Kegan Paul) 1974.

Über klinische Wissenschaften

Booth C., »Clinical Research«. In: Bynum W.F.; Porter R. (Hrsg.), *Companion Encyclopedia of the History of Medicine*. London (Routledge) 1993, 205–229.

McGehee Harvey A., *Science at the Bedside: Clinical Research in American Medicine 1905–1945*. Baltimore (Johns Hopkins University Press) 1981.

Weatherall D., *Science and the Quiet Art: Medical Research and Patient Care*. Oxford (Oxford University Press) 1995.

Über Krankenpflege

Baly M.E., *Florence Nightingale and the Nursing Legacy*. London (Routledge) 1988.

Reverby S.M., *Ordered to Care: The Dilemma of American Nursing 1850–1945*. Cambridge (Cambridge University Press) 1987.

Ein kurzer Abschnitt über psychiatrische Krankenhäuser, samt weiterführender Literatur, findet sich in Roy Porter, *Madness: A Brief History* (Oxford: Oxford University Press, 2002). [Deutsch: In Vorbereitung. *Wahnsinn. Eine kurze Geschichte*. Zürich (Dörlemann).]

8 Die Medizin in der modernen Gesellschaft

Kritik an der modernen Medizin

Illich I., *Limits to Medicine: The Expropriation of Health*. Harmondsworth (Penguin) 1977. [Deutsch: *Die Nemesis der Medizin: Von den Grenzen des Gesundheitswesens*. (Übers. von T. Lindquist und J. Schwab.) München (Beck) 1995.]

Payer L., *Disease-Mongers: How Doctors, Drug Companies, and Insurers are Making You Feel Sick*. New York (John Wiley & Sons) 1992.

Über öffentliches Gesundheitswesen und Staatsmedizin

Baldwin P., *Contagion and the State in Europe 1830–1930*. Cambridge (Cambridge University Press) 1999.

Cipolla C., *Public Health and the Medical Profession in the Renaissance*. Cambridge (Cambridge University Press) 1976.

Duffy J., *The Sanitarians: A History of American Public Health*. Urbana, Chicago (University of Illinois Press) 1990.

Hardy A., *The Epidemic Streets: Infectious Disease and the Rise of Preventive Medicine, 1856–1900*. Oxford, New York (Oxford University Press) 1993.

Porter D., *Health, Civilization and the State*. London (Routledge) 1999.

Rosen G., *A History of Public Health*. New York (M.D. Publications) 1958. [Neuauflage, hrsg. von E. Fee mit einer aktualisierten Bibliographie von E. T. Morman. Baltimore (Johns Hopkins University Press) 1992.]

Das Berufsbild des Mediziners

Berlant J.L., *Profession and Monopoly: A Study of Medicine in the United States and Great Britain*. Berkeley (University of California Press) 1975.

Starr P., *The Social Transformation of American Medicine*. New York (Basic Books) 1982.

Moderne Medizin und Gesundheitspolitik

Armstrong D., *Political Anatomy of the Body: Medical Knowledge in Britain in the Twentieth Century*. Cambridge (Cambridge University Press) 1983.

Cooter R.; Pickstone J. (Hrsg.), *Medicine in the Twentieth Century*. Amsterdam (Harwood) 2000.

Fox D.M., *Health Policies, Health Politics: British and American Experience 1911–1965*. Princeton (Princeton University Press) 1986.

Fox D.M., »The Medical Institutions and the State«. In: Bynum W.F.; Porter R. (Hrsg.), *Companion Encyclopedia of the History of Medicine*. London (Routledge) 1993, 1196–1222.

Fraser D., *The Evolution of the British Welfare State: The History of Social Policy Since the Industrial Revolution*. London (Macmillan) 1973.

Hardy A., *Health and Medicine in Britain since 1860*. Basingstoke (Palgrave) 2001.

Jones H., *Health and Society in Twentieth-Century Britain*. London, New York (Longman) 1994.

Webster C., *The National Health Service: A Political History*. Oxford (Oxford University Press) 1988.

Totalitärer Mißbrauch in der Medizin

Müller-Hill B., *Murderous Science: Elimination by Scientific Selection of Jews, Gypsies and Others in Germany 1933–1945*. Oxford (Oxford University Press) 1988. [Deutsch: *Tödliche Wissenschaft: Die Aussonderung von Juden, Zigeunern und Geisteskranken 1933–1945*. Berlin (Verlag Volk und Gesundheit) 1989.]

Proctor R.N., *Racial Hygiene: Medicine Under the Nazis*. Cambridge, MA, London (Harvard University Press) 1988.

Über gegenwärtige und zukünftige Probleme der Medizin

Garrett L., *Betrayal of Trust: The Collapse of Global Public Health*. New York (Hyperion) 2000.

Kissick W.L., *Medicine's Dilemmas: Infinite Needs versus Finite Resources*. New Haven (Yale University Press) 1994.

Lefanu J., *The Rise and Fall of Modern Medicine*. London (Little, Brown) 1999.

McKewon T., *The Role of Medicine: Dream, Mirage or Nemesis?* Princeton (Princeton University Press) 1979.

Register

Abszesse 152
accoucheur 165
Aderlaß 48, 60, 159, Abb. 28, 161
Aderpresse 163
Adrenalin 135
Ägypten 18, 21f., 25, 31, 39, 41, 53, 79, 139, 152
Aids 10, 36, 125, 131, 151, 227
Albucassis 154
Alkohol 99, 103, 169
Allgemeinmediziner 61, 64ff., 76
American Medical Association 218
Analgetika 60f., 169
Anämie, perniziöse 203
Anästhesie 101, 139, 159, 161, 169f., 173f.
Anatomie 50ff., 79, 106, 110–116, 155f., 163–169, 195
Aneurysmen 174
Angina pectoris 60, 103
Antibiose 146
Antibiotika 67, 146
Antigene 130
Antikonvulsiva 149
Antikörper 20, 130f., 143, 180
Antisepsis 169
Antiseptika 146, 171ff.
Antoninische Pest 22
Apotheker 56
Aristoteles 80
Arterien 80
Arteriosklerose 103
Arthritis 149, 203
Arzneimittelbücher 60, 140, 149

Aselli, Gaspare 86
Asklepiaden 41
Asklepios 41, Abb. 8, 49, 51, 53
Aspirin 60, 140, 143
Äther 170
Ätiologie 120, 126, 171
Attlee, John 169
Autopsien 102, 171
Ayurveda 43, 152

Baglivi, Giorgio 94
Baillie, Matthew 103ff.
Bakterien 15, 18, 29, 125, 144ff., 221
Bakteriologie 64, 116, 122, 126f., 143, 145f., 207, 214
Balint, Michael 65
Banting, Frederick 134
Barbier 56f., 156, Abb. 27, 166
Barnard, Christiaan 180
Bauchspeicheldrüse 117, 133
Bayer 61, 143f.
Bayliss, William 133
Beddoes, Thomas 101, 169
Behring, Emil von 130
Beriberi 132
Bernard, Claude 111, 116ff., 133, 207
Best, Charles 134
Beta-Blocker 149
Bezoar 142
Bichat, Marie-François-Xavier 105, 107, 111, 116
Bilharziose 18, 127
Billroth, Theodor 173
Bismarck, Otto von 209
Black, Joseph 100
Blackwell, Elizabeth 77

247

Bläschenausschlag 149
Blasenstein 50, 156, 159, 161
Blinddarmentzündung 154
»Blue-baby«-Syndrom 179
Blutdruck 33, 64
Blutkreislauf 18f., 25, 85ff., Abb. 19
Bluttransfusionen 93, 178, 200
Blutzuckerspiegel 117f., 133f.
body politic 10
Boerhaave, Herman 96, 99f., 195
Bois-Reymond, Emil du 114
Bordeu, Théophile de 100
Borelli, Giovanni 94
Botulismus 135
Bovet, Daniel 203
Bronchitis 109, 192
Broussais, F. J. V. 110
Brown, John 99
Brucellose 125
Brücke, Ernst von 114
Brustkrebs 173
BSE 17
Burnet, Frank MacFarlane 131, 180
Bypass-Operationen 179

Cannon, Walter 135
Carrel, Alexis 174
Carroll, James 128
Chain, Ernst 147f.
Chauliac, Gui de 155
Chemotherapie 130, 143f.
Cheselden, William 161f.
China 18, 20, 79, 127
Chinarinde 140
Chinin 60, 140
Chiropraktik 75
Chloroform 170
Cholera 18, 31ff., Abb. 5, 120, 125, 131, Abb. 35, 221

Cholesterol 203
Cholezystektomie 174
Chorea Huntington 53, 136f., 207
Christliche Wissenschaft 75
Cinchona 140
Coffin, Albert Isaiah 74
Colchicin 60, 69
Colebrook, Leonard 145
Colombo, Realdo 87
Computertomographie (CAT) 175
Contergan 150
Creutzfeldt-Jakob-Krankheit 17
Crick, Francis 136
Cullen, William 99
Curare 117
Cyanose 103

Dale, Henry 119, 135
Darwin, Charles 136
Davy, Humphrey 169
Deklaration von Helsinki 221
Diabetes 33, 134
Dialysemaschine 200
Diätetik 48
Dickens, Charles 38, 197
Dieffenbach, Johann 170
Diethylstilbestrol 150
Digby, Kenelm 157
Dioskurides 139
Diphtherie 18, 21, 58, 125, 131
Dix, Dorothea 199
Djerassi, Carl 134
Domagk, Gerhard 144
Dopamin 135
Doyle, Arthur Conan 64
Dysenterie 221

Ebers, Papyrus 139
Ebola 36
Eddy, Mary Baker 75

Edwards, Robert 182
Ehrlich, Paul 129
Eijkmans, Christiaan 132
Einthoven, Willem 175
Elektrokardiograph 175, 200
Elephantiasis 18
Eliot, George 107
Emphyseme 33, 103
Enders, John 149
Endokrinologie 133 f.
Epidemien 10, 13, 15, 17 f., 20 ff., 36, 120, 201, 211 f.
Epidemiologie 211
Erasistratos 80
Ernährung 18 ff., 33, 48, 58, 113, 130 ff., 166, 213, 227
Erysipel (Wundrose) 53, 145, 192
Ethik 52, 221
Eugenik 136, 220
Eustachio, Bartolomeo 85
Evolution 16 f., 37, 136

Fabrizio, Girolamo 86
Falloppio, Gabriele 85
Fettleibigkeit 33
Finlay, Carlos 128
Fleckfieber 212
Fleming, Alexander 146
Flexner-Report 78
Fliedner, Theodor 197
Florey, Howard 147
Fortpflanzung 150, 182
Freud, Sigmund 115
Fry, Elizabeth 197
Funk, Casimir 132
Furunkel 146, 159

Galen 51 ff., 60, 80 f., 85, 87 f., 92, 159
Galvani, Luigi 101
Garrett, Elizabeth 77

Geburtshilfe 154, 163 ff., Abb. 30, 212
Geburtszange 165, Abb. 31
Gelbfieber 28, 126, 128 f., Abb. 35
Genetik 136 f., 220
Genozid 221
Gentechnologie 137
Gentherapie 137
Geschlechtskrankheiten 69, 168, 189
Geschlechtsumwandlung 182
Geschwüre 22, 28, 149, 192, 213
Gesundheitsfürsorge 206, 210, 214, 217, 223
Gesundheitskosten 201, 224 ff.
Gesundheitswesen 206 ff., 219, 225 ff.
Gewebe 105 f., 115 f., 147, 174
Gewebepathologie 106
Gicht 10, Abb. 6, 60, 69
Gillies, Harold 177
Goldberger, Joseph 133
Gonorrhö 125, 145
Grabräuber 169
Grassi, Giovanni 128
Grauer Star 152
Grippe 15, 17, 21, 27 f., 36, 149
Gruenpeck, Joseph 29
Gull, William 65
Gürtelrose 149

Hahnemann, Samuel 72, 142
Haller, Albrecht von 98
Halsted, William S. 173
Hämorrhoiden 154
Hare, William 169
Harvey, William 79, 86 ff., Abb. 19
Haschisch 169

Hausärzte 66
Hebammen 50, 163, 171
Helmholtz, Hermann von 114
Heiler 17, 38 ff.
Heilschreine 53, 184
Helmont, Johannes Baptista van 95
Hench, Philip Showalter 203
Hepatitis 18
Heroin 61
Herophilos 80
Hertzler, Arthur 61
Herzanfälle 48
Herzklappen 86, 103, 112, 178 f.
Herzkranzgefäße 33
Herz-Lungen-Maschine 179
Herzschrittmacher 178
Hippokrates 41 ff., 48 ff., 60, 68, 79, 140, 152 ff.
Hippokratischer Eid 49
Hirnhautentzündung 60, 125
Histologie 115
Hitler, Adolf 220
HIV 36, 149
Hoffmann, Friedrich 97
Hohenheim, Theophrastus Philippus Aureolus Bombastus von s. Paracelsus
Homer 41, 43
Homöopathie 72, 142
Hooke, Robert 93
Hopkins, Frederick Gowland 132
Hormone 133 f.
Hormontherapie 182, 203
Hospitalismus 192
Howard, John 194
Huggins, Charles 203
Human Genome Project 136
Humores 43 ff., Abb. 9, 48, 95 f., 159

Hunter, John 100, 168
Hunter, William 165, 168
Huntington, George Sumner 136, 207
Hydropathie (oder Hydrotherapie) 72, Abb. 15, 75

Immunität 15, 20 ff., 130
Immunologie 126, 130 f., 180
Impfungen 36, 122, Abb. 24, 147, 149
Indien 20, 31, 43, 140, 152
in-vitro-Befruchtung 182
Influenza Abb. 3, 149
Insulin 134, 137
Irrenhaus 187, 189, 205
Islam 53, 80, 154, 186

Jenner, Edward 122

Kaiserschnitt 159, 177
Karbolsäure 172 f.
Kauterisation Abb. 26, 154 ff.
Kellogg, John Harvey 75
Keuchhusten 18, 125
Kindbettfieber 60, 145, 171
Kinderkrankheiten 23
Kinderlähmung 18, 149, 200, 219
Kitasato, Shibasaburo 131
Koch, Robert 33, 122, 125, 130, 173, 207
Kocher, Theodor 174
Kochsche Postulate 125
Kodein 142
Koffein 142
Kokain 142
Kontagienlehre 120
Körpersäfte s. Humores
Kortison 148 f., 203
Krankenkassen 66, 216 f., 223

Krankenversicherung 202, 209, 216ff.
Krankheiten, zoognostische (von Tieren ausgehende) 21
Krebs 33, 116, 137, 149f., 154, 173f., 203
Kuhpocken 122
Kwashiorkor 19
Kymographion 115

Lachgas 101
Laennec, René Théophile Hyacinthe 107ff., Abb. 21
Lane, William Arbuthnot 177
Laryngoskop 63
Laser 175
Lassafieber 36
Lavoisier, Antoine Laurent 100
Lazarus 186
Leberzirrhose 103
Leeuwenhoek, Antoni van 93
Leihmutterschaft 182
Lepra 10, 27, 125, 186
Liebig, Justus von 112
Lind, James 131f.
Liston, Robert 170
Loewi, Otto 135
Louis, Pierre 109
Lower, Richard 93
Ludwig, Karl 114
Lungenentzündung 65, 109
Lungenkrankheiten 33, 65, 109, 112, 125, 131, 146, 148, 178, 180

Magnetresonanztomographie (MRI) 175
Malaria 19ff., 60, 126ff., 140, 227
Malpighi, Marcello 94
Mangelkrankheiten 19f., 132ff.

man-midwife 163, Abb. 29
Manson, Patrick 127
Marasmus 19
Marburgfieber 36
Masern 15, 17, 23, 28, 149
Materia medica 139ff.
McDowell, Ephraim 169
McIndoe, Archibald Hector 177
Medawar, Peter 180
Medicaid 225
Medicare 225
Medizin, alternative 68, 71, 76, 226
Melancholie 44f.
Mesopotamien 18, 21, 39
Metschnikoff, Elie 130
Miasmen 120, 127, 171, 194
Mikroskop 64, 90, 93f., 111f., 115, 201
Milzbrand 120, 122, 130, 146, 148, 221
Minot, George Richards 203
Mondeville, Henri de 155
Mondino de' Luzzi 81
Monro, Alexander 166
Morgagni, Giovanni Battista 102
Morphium 61, 142
Müller, Johannes 114
Mumps 21
Murphy, William Parry 203

Narkotika 61, 170
National Health Service NHS 66, 204, 222
Nationalsozialismus 147, 210, 220
Neurologie 92
Neurophysiologie 99, 102
Neurotransmitter 135
New Deal 219

251

Nightingale, Florence 171, 184, 194, 197ff., Abb. 37
Nikotin 142
Noradrenalin 135
Nürnberger Kodex 221

Onchozerkose (Flußblindheit) 18
ontologische Modell von den Krankheiten 103, 110, 196
Ophthalmoskop 63, 114
Opium 60, 99, 139, 142, 169
Orden der Barmherzigen Schwestern 194
Osler, William 65, 199
Osteopathie 75
Östrogen 134

Palmer, Daniel David 75
Panakeia 41, 49
Pandemie s. Epidemien
Paracelsus 95, 140
Paré, Ambroise 156f.
Parkinson-Syndrom 135
Pasteur, Louis 107, 116, 119ff., Abb. 22, 130, 145f.
Pathologie 102ff., 168, 195, 213
Pellagra 19, 133
Penicillin 129, 146f.
Pepys, Samuel 159
Pest 17, 20, 22, 25, Abb. 2, 27, 125, 131, 186, 214, 221
Petit, Jean-Louis 163
Pharmakologie 117, 142f., 207
Pharmakopöe s. Arzneimittelbücher
Philosophie 10, 52, 54, 79, 95, 113
Phthisis s. Tuberkulose
Physiologie 45, 50, 85f., 95, 98ff., 111ff., 129, 168, 203
Pincus, Gregory 134

Pinkham, Lydia 71
Placebos 149
Pneumothoraxmethode 174
Pocken 15, 17, 21ff., Abb. 23 Abb. 35, 210, 227
Polio s. Kinderlähmung
Polypharmazie 72, 142
Pope, Alexander 163
Positronenemissionstomographie 175
Priessnitz, Vincenz 72
Primärmedizin 57, 60, 66, 224
Prontosil 144
Prozac 135
Psychiatrie 112, 189, 220, 226
Psychoanalyse 65
Pulmonalstenose 103
Pulsilogium 94

Quacksalber 43, 54, 68f., 95, 142, 156, 206
Quarantäne 186, Abb. 35

Rachitis 33
Réaumur, René 97
Reed, Walter 128
Religion 10, 39, 41, 43, 50, 53, 71, 84f., 189, 194, 197, 206, 210, 214
Resistenz 25, 126, 130f., 148
Retortenbabys 182
Retroviren 203
Rinderwahn (Bovine Spongiforme Encephalopathie) 17
Rokitanski, Carl von 111
Röntgen, Wilhelm 174
Röntgenstrahlen 109, 174f., Abb. 32
Roosevelt, Franklin D. 219
Ross, Ronald 127
Röteln 58
Ruhr 58

Sabin, Albert 149
Salerno 53, 155
Salk, Jonas 149
Salvarsan 129
Sanctorius, Sanctorius 94
Säuglingspflege 165f., 212f.
Säuglingssterblichkeit 37
Sauvages, Boissier de 100
Schamane 38ff., Abb. 7
Scharlach 58
Scharlatan 54, 69
Schistosomiasis 18, 127
Schizophrenie 137
Schlafkrankheit, afrikanische 127
Schlaganfälle 48, 149, 159, 213
Scholastik 53f., 93
Schröpfen 161
Schulmedizin 74, 76, 206f.
Schwann, Theodor 114
Schwindsucht s. Tuberkulose
Semmelweis, Ignaz 145, 171, 192
Sepsis 171
Serotonin 135
Servetus, Michael 87
Seuchen s. Epidemien
Sezieren 51f., 79ff., 111, 115, 117, 119, 168
Sharpey-Schäfer, Edward 119
Shaw, George Bernard 71
Shelley, Mary 102
Sherrington, Charles 134
Shippen, William 165
Simpson, James Young 170
Skorbut 19, 131ff.
Smollett, Tobias 163
Soranos von Ephesos 154
Sowjetunion 210, 217f.
Sozialversicherungsgesetz 218
Spanisch-Amerikanischer Krieg 128
Sphygmomanometer 64
Stahl, Georg Ernst 97

Staphylokokken 122, 146f.
Steptoe, Patrick 182
Sterilisierung 220
Stethoskop 63, 107ff., Abb. 21
Stickoxidul 101, 169
Still, Andrew Taylor 75
Stoerck, Anton 195
Stoffwechsel 113
Stone, Edmund 140
Streptokokken 122, 126, 144ff.
Sulfanilamid 145
Sydenham, Thomas 140
Syphilis 10, 28ff., Abb. 4, 60, 125, 129, 140, Abb. 25, 144, 148
Szent-Györgi, Albert von 133

Testosteron 134
Tetanus 125, 131, 135, 148
Thalidomid 150
Theophrast 139
Thomson, Samuel A. 74
Thukydides 22
Tollwut 122
Transfusion 93, 178, 200
Transplantationen 174, 179, 180ff., 203
Trembley, Abraham 97
Trepanationen 152, 157
Tropenmedizin 19, 126, 214
Tropenruhr 127
Truman, Harry S. 224
Tuberkulose 10, 17, 34, 60, 101, 109, 120, 125, 148, 151, 174, 196, 216, 227
Tumore 152, 175
Typhus 18, 28f., 31, 125, 212, 221

Ultraschall 175

Vakzine 120, 130
Vegetarismus 75

Verhalten am Krankenlager 49, 51, 52, 56ff., Abb. 12, 60, 205
Verhütungsmittel 134, 154
Veronal 61
Vesalius, Andreas Abb. 16, 83ff., Abb. 17, 88, Abb. 18, 96, 102
Viagra 134
Virchow, Rudolf 111, 114
Viren 15,17, 149, 203
Vitamine 18f., 132f.
Volta, Alessandro 101

Wahnsinn 48, 201
Waksman, Selman 146
Wassermann, August von 144
Welch, William Henry 118
Whipple, George 203
Wiener Allgemeines Krankenhaus 171, 188, 192
Willis, Thomas 92
Windpocken 21, 23, 58
Wiseman, Richard 157
Wöhler, Friedrich 113
Woodall, John 157
Wundbrand 155

Zoonosen 21
Zystische Fibrose 136f.
Zytologie 115

Danksagung

Dieses Buch ist aus einer Vorlesungsreihe entstanden, die ich während vieler Jahre am Wellcome Institute (im Oktober 2000 als The Wellcome Trust Centre for the History of Medicine at University College London wiedergeboren) gehalten habe, und einiges habe ich vor meiner Emeritierung im September 2001 dort aufgeschrieben. Ich möchte mich für die enorme Unterstützung bedanken, die ich während vieler Jahre von der gesamten Belegschaft des Instituts erfahren habe, insbesondere von meinen Sekretärinnen Frieda Houser und später Rebecca Baker und Emma Ford, sowie von Alan Shiel. Meine Dankbarkeit gilt Alan und dem Direktor, Hal Cook, für ihren großzügigen Beitrag zu den Kosten der Illustrationen. Nicht zuletzt bedanke ich mich bei allen Studenten, die meine zwanzig Jahre am Institut so angenehm machten und deren kritische Fragen mir halfen, meine Ideen zu entwickeln. Ich hoffe, daß zukünftige Studenten dieses Buch so stimulierend finden, wie ich jene fand, die ich unterrichtete.

Hal Cook und Natsu Hattori, die verschiedene Entwürfe gelesen haben, bin ich zu tiefem Dank für ihre stets offene Kritik und scharfsinnigen Verbesserungsvorschläge verpflichtet. Lauren Busy, Caroline Coulter, Debra Scallan und die unermüdliche Sheila Lawler haben zahlreiche Versionen abgetippt. Dank gebührt auch Jed Lawler, der einmal mehr einem Computeranalphabeten zu Hilfe geeilt ist.

Der Enthusiasmus von Simon Winder bei Penguin war, wie immer, eine Freude. Bela Cunha hat sich als exzellente Redakteurin bewährt, und Jane Henderson hat mit gewohntem Scharfsinn das Register erstellt.

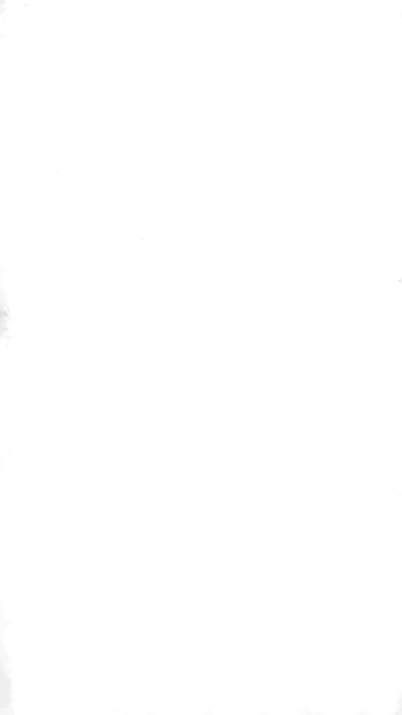